“山西省中医药传统知识保护数据库”项目
“中医名家临证实录”丛书

任光裕老中医临床六十六年医案录

任志浪 主编

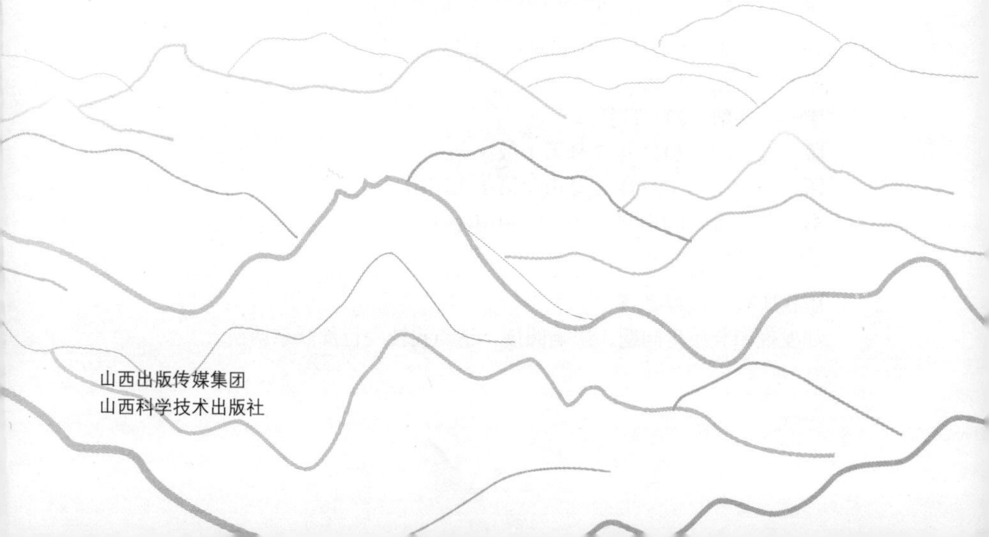

山西出版传媒集团
山西科学技术出版社

图书在版编目（CIP）数据

任光裕老中医临床六十六年医案录 / 任志浪主编 .
-- 太原 : 山西科学技术出版社 , 2022.2
ISBN 978-7-5377-6104-8

Ⅰ . ①任… Ⅱ . ①任… Ⅲ . ①医案—汇编—中国—现代 Ⅳ . ① R249.7

中国版本图书馆 CIP 数据核字 (2022) 第 000559 号

任光裕老中医临床六十六年医案录

出 版 人	阎文凯
主　　编	任志浪
策 划 人	杨兴华
责任编辑	杨兴华
助理编辑	文世虹
封面设计	岳晓甜
出版发行	山西出版传媒集团 · 山西科学技术出版社 地址：太原市建设南路 21 号　邮编　030012
编辑部电话	0351-4922078
发行部电话	0351-4922121
经　　销	各地新华书店
印　　刷	山西基因包装印刷科技股份有限公司
开　　本	880mm × 1230mm　1/32
印　　张	11.25
字　　数	234 千字
版　　次	2022 年 2 月第 1 版
印　　次	2022 年 2 月山西第 1 次印刷
书　　号	ISBN 978-7-5377-6104-8
定　　价	42.00 元

编委成员

主　　编： 任志浪

副 主 编： 郭培成　任晗归

参　　编： 王九英　任晗介　任志刚　任志慧

安　波　任志荣　任晗萌　任晗度

任晗运　任晗堃

主　　审： 任光裕

序 言

千百年来，人类非常注重身体的健康和珍惜生命的宝贵，并与各类疾病进行了长期斗争。中华民族的伟大先人们，创造并给后人留下了无数丰富宝贵的物质文化遗产，其中就有各类医药书籍。总结、整理和学习中医临床治疗经验是中国医药遗产的重要组成部分。认真扎实地做好此项工作，对于继承中医药学优秀内容和加快中西医结合研究步伐，提高人类健康水平，实现全面小康社会具有非常重要的意义。

本书系山西省平遥县崇德堂第九代传人——著名中医任光裕大夫的临床经验。任光裕大夫1936年10月生于该县南政乡西刘村，退休前曾任南政乡卫生院院长、党支部书记17年之久。追溯其家族起源，自明朝从洪洞县大槐树迁至该村以来，已有400多年的历史；从清朝开始，先祖行医治病救人，至今已有300多年的历史，现已传至第十一代行医人。任老自幼继承父训，熟背《脉经》《汤头歌诀》《药性赋》，牢记病论、脉理，后经多次培训学习和自习钻研，一直在家乡行医看病、救死扶伤，至今医治各类患者数万人，其中以当地百姓居多，还有来自省内外各行各业的患者。自20世纪50年代参加工作以来，省内外许多优秀人士、社会名流与其交往甚密，尤其是20世纪70年代，先后在山西省中医院、山西省肿瘤医院等多家医疗机构深造、讲学、传技、坐诊和被特邀工作。在做人方面，任老继承和发扬了中华民族的传统美德，一身正气，刚正不阿，勤奋好学，敬业守责，始终从各方面严格要求自己和后人，培养了一大批弟子。任老数十年来，其身居乡村，服务大众，治病救人，积善行德，坚持做到了：

几十春，夜以继日，认真读书刻苦学习；

几十夏，注重积累，认真笔记撰写病历；

几十秋，精益求精，科学探研勇于实践；

几十冬，不计名利，无怨无悔服务大众。

全书共分三部分，共有33章93个病例。本书在内容方面主要是介绍了任老2004年至2017年的一些成功病案，也有1977年至1988年的部分典型病案，十分重要，非常珍贵。

第一部分: 传承。主要是家医传承、前人经验、任氏中医的各类物证等。

第二部分： 肿瘤。共汇集了54个病例，突出了治癌思路、方法和疗效。

第三部分： 伤寒。共汇集了39个病例，突显了家族主治特点和经验。

本书由任老的三子任志浪中医师整理而成，本书的出版是对任老临床经验的总结，对后学者有一定的指导作用。

郭培成

2020年春节

前言

我于20世纪60年代生于平遥县一个著名的中医世家。自幼虽未见过祖父以上的先祖，但通过上辈人和乡邻言谈，对于先祖们的传奇故事早有耳闻，正如前文所述。

从我记事起，村里、院里、家里几乎每天是车水马龙、门庭若市，寻父求诊者、寻母接生者或来拜访的各界人士络绎不绝。母亲是位远近闻名的助产师，附近数十个村子的孕妇大多找其接生。她技术过硬，一生接生了4000余孩子。父亲是位名医，为村中及周边病人诊治，许多生命垂危的患者被其挽救。故家乡人称赞我的父母“掌握着当地居民的生死簿”。因此，我也从儿时开始便在小伙伴们中以医生自居。

随着年龄的增长，我决心像父母一样治病救人。中学毕业后，我经历高考失败且从事多种职业仍未能如愿。后从学习最基本的医学理论开始一步步走上了从医之路，最后完成了医学学业。毕业后以乡村医生自居，后在家父指导下于2004年独立开设了中医诊所，并经临床实践有了长足的进步。2014年国家新政策出台后，乡村医生不允许开设中医诊所，故我年过半百又开始重新复习中医教材知识，经过努力拼搏，终于考取了中医确有专长医师资格证、中医执业医师证。

每当想起自己的这些情况，我便会不由自主地想起唐朝诗人贾岛的一句名言“两句三年得，一吟双泪流”，并激励自己马不停蹄地努力奋斗。近年来，家父年事渐高，目前已过八旬，虽仍继续工作但已力不从心，从医66年的宝贵医学财富需要后人发掘整理和传承。几经犹豫和思索，我决定自己从事这项工作，虽困难重重但心意已决。随之从2016年开始，我将家父门诊的部分资料进行了系统整理，终于形成现在的书稿。愿此书能够激励任氏后人继续遵从“继承发扬、服务创新”之祖训，以完成家父“告慰先辈在天之灵”之夙愿。

全书共有93个病例，包括癌症39例，伤寒症54例。每个医案分为诊疗时间、自诉、诊治思路、病、证、方药、回访等内容，资料齐全，每个病案语言简洁，而且概括了任老的学术思想和诊疗特点，抓住了精髓，突出了要点，对从医者有所启迪。

在编写过程中，我们坚持了以下原则：一是必须是原病案抄录，具体归类，保持原貌。但是由于国家已经明文规定穿山甲和罂粟壳禁止药用，所以望各位同仁找相应的替代品。二是录用病案归类，由任老亲自审核把关。三是内容去粗取精，抓住重点，掌握特点，发挥亮点。

在整理、编写本书的过程中既充满了艰辛和曲折，也充满了无限乐趣，此次整理确是一次中医再学习的好机会。期间，我虽然付出了很大的努力，以求书稿质量过关，但至今仍有很多不足之处，恳请广大读者批评指正。同时，在整编过程中，编委成员们各自提出了宝贵的意见、建议，一些家族成员及相关人员分别提供了宝贵的资料。郭培成老师认真写了序言并对全书整体策划，安波兄长对全书做了精心修改指导，我的三个子女们也分别承担了大量的文稿输入、校对和编排工作等，特此一并致谢！

编者

2020 年春节

目 录

第一部分 传承

第二部分 肿瘤

第三部分　伤寒

第一部分

传　承

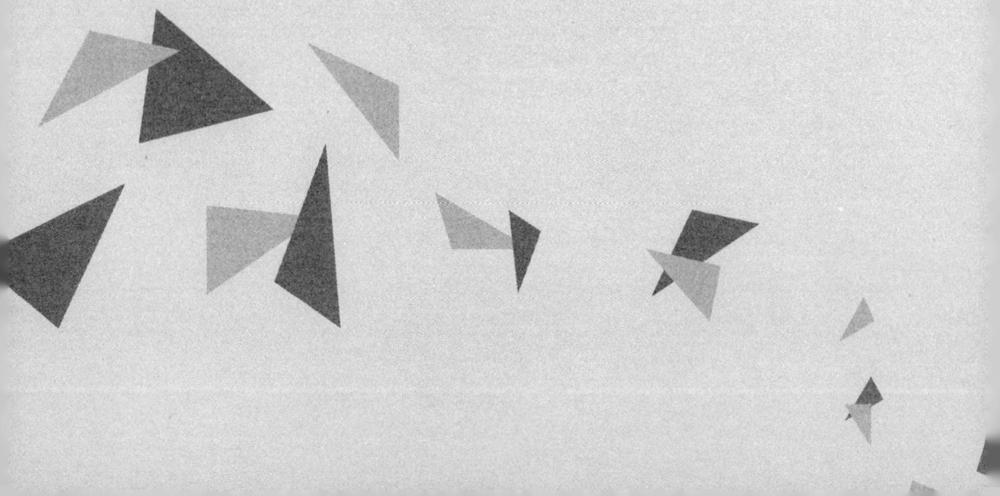

第 1 章

任氏医学传承

平遥任氏家族，始于明朝，由洪洞县大槐树移民而来。先祖为任士良，可以说历经磨难，白手起家。后经过两代人的努力，境况有所好转，家业有所扩大。

第三代人任焕智（第一代行医者）开始从医，其后两代人守成旧业，但名望一般，到第六代人任万都（第四代行医者），家族开始腾飞。他乐善好施，结交广泛，学业有成，并接触到外国传教士，接受西方的理念，为任氏医学兴起之人。

第七代人任知命（第五代行医者）开始扬眉吐气，他一生行医，救人无数。因当时社会物质匮乏、医疗条件艰苦，许多伤寒患者不能外出就诊，须避风避寒，所以任知命坐马拉轿车每日四处出诊。他积德行善，奠定了任家的医学事业和家族基业，是一位开明的先祖。为感谢任知命一生为刘家庄村民的健康所做的贡献，全村村民在其有生之年为其举行了隆重的挂匾仪式，匾名为“万病回春”。家中还有上代人的两块匾为“仁术寿世”“济世活人”。

第八代人任居易（第六代行医者）生于1835年，卒于1915年。他这一代将先人的医术发扬得更为光大。他从小念过私塾，医技超群，以治伤寒著名，声誉远及意大利，因为当时有许多外国的传教士在中国传教，他们之间经常接触，这些传教士因伤寒而得到任居易先祖的医治，疗效满意，故传教士们回国后对他的医技赞誉不绝，广泛传播。

第九代人任国兴（第七代行医者）生于1869年，卒于1935年。这一代属于保守的一代。他中过秀才，一生行医，不仅继承了家族的医术，而且对伤寒的治疗有绝对的传承。当时他对外出诊时随身带着二尺（1尺≈33.3厘米）多长的烟袋，由专人给其点烟，并且据笔者的表伯回忆，每天找他诊病的患者马车，从家的大门口可以一直排到村外。

第十代人任遵善、任遵义（第八代行医者），属于家道衰落的一代。任遵义从小家境富有，早年就读于太原府明原中学（太原四中），系外语专科生，精通六国语言，以法文尤为突出。做了多年的邮政工作，后在家中“崇德堂”医馆内与兄长任遵善一并行医。虽然是中年以后才正式行医，但正应了古人所谓的“不为良相，便为良医”，也所谓“秀才改大夫，赛如刀刀割豆腐”，因文化基础高，所以对医理的领悟颇深，加之从小的家学传承，故很快就声名鹊起。虽不及他父、祖的名声显赫，但也患者盈门。他曾治愈一例青年鼓胀危重患者，以十枣汤大胆试治，患者服药后上吐下泻，竟然起死回生，年老而终。1947 年以后，兄弟二人仍保留了行医资格，在平遥县第六区刘家庄中西医第二联合诊疗所行医。他们将不少先人的医典、手稿，效方、验方用毛笔小楷抄写下来，这些内容有幸得以少量保留，今天我们还能看到一部分他们的珍贵笔迹。

第十一代人任光裕（第九代行医者），在任氏的医学传承中属于力挽狂澜的一代。他属于三门单传之人，赶上不平凡的困难岁月：家道衰落、青年丧父，迫使他奋发图强，坚定行医信念，立志出人头地，凭少年时的家学基础、废寝忘食的学习态度、与时俱进的知识量、刻苦认真的钻研精神，终于在医学上取得重要突破。

第十二代人任志刚、任志慧、安波、任志浪、任志荣。长子任志刚高中毕业后随父学医，在南政乡卫生院工作 10 余年，后回村卫生室工作，是一名合格的乡村医生。长女任志慧、次子安波改行。三子任志浪，高中毕业后继承祖业，从医学基础理论学起，后又函授于山西民进中医业余大学，于 1991 年考取中医士资格证书，跟随表伯范毓麟老中医学习针灸知识，1999—2001 年在山西省职工医学院乡村医生专业完成学业，2004 年独立开设中医诊所，能够运用中医的理、法、方、药开展独立的医疗活动，也受到当地百姓的认可。次女任志荣高中毕业后经过一系列的培训学习，在南政乡卫生院从事心电图、妇产科工作，业务水平高，现今在北城社区从事妇科工作。

第十三代传人任志刚之子任晗度、任晗运，任晗度毕业于山西医科大学口腔专业本科，现为执业助理医师，从事口腔专业；任晗运毕业于晋中市卫生学校，在村卫生室开展乡村医生工作。任志慧之女郭懿德、郭懿望，郭懿德在山西中医药大学第二附属医院从事护理工作；郭懿望于北京中医药大学硕士研究生毕业后，现在美国明尼苏达州大学攻读医学博士。任志浪子女任晗萌、任晗归、任晗介，任晗萌毕业于上海中医药大学，现留学于澳大利亚墨尔本大学；任晗归在上海中医药大学中药专业学习，现为本校硕博连读研究生；任晗介在上海中医药大学康复治疗学专业学习。任志荣之女张懿资、张懿格，张懿资在山西医科大学护理学专业学习；张懿格在山西中医药大学中医学专业学习。

我辈诚应遵训医圣张仲景所言："上以疗君亲之疾，下以救贫贱之厄，中以保身长全，以养其生……"

第 2 章

任氏中医传承脉络图

第一代：任士良（1616.6—1686.8）

第二代：任真（1642.1—1715.10）

第三代：任焕智（1680.6—1760.11）

第四代：任万都（1715.9—1790.12）

第五代：任齐家（1748.3—1816.9）

第六代：任温良（1780.5—1860.10）

第七代：任知命（1815.3—1903.4）

第八代：任居易（1835.6—1915.4）

第九代：任国兴（1869.10—1935.11）　任国治（1876.8—1947.10）

第十代：任遵贤（1886.6—1907.5）　任遵善（1889.10—1968.5）　任遵义（1895.2—1956.6）

第十一代：任光裕（1936.10）

第十二代：任志刚　任志慧　安波(笔名)　任志浪　任志荣

第十三代：

- 任志刚：任晗度　任晗秀　任晗运
- 任志慧：郭懿德　郭懿望
- 安波(笔名)：任晗堃
- 任志浪：任晗萌　任晗归　任晗介
- 任志荣：张懿资　张懿格

第十四代：　任氏家族本支第十四代后人正在成长之中。

第 3 章

任光裕从医简历

任光裕，1936 年 10 月生，平遥县南政乡西刘村人。曾任南政乡卫生院院长、党支部书记。系任氏家族的第十一代后人。

一、扎实的基础

任光裕出身于书香门第，属三门单传之人。年少时家族富贵显赫，身处优越的环境，过着令人羡慕的生活。从识字开始便随父亲、伯父学医，能够背诵《药性赋》《汤头歌诀》等基本常识；十几岁就已了解《本草纲目》《金匮要略》《伤寒论》《周易》等相关知识，在理论上有了一定的基础。之后遭遇了一连串的家庭不幸和人生打击：幼年丧母、家道衰落、青年丧父等，迫使其在艰难环境中奋发图强，坚定信念，立志出人头地。凭借少年时的家学基础，废寝忘食的学习态度，与时俱进的知识量（中西医结合），刻苦认真的钻研精神，终于在学业中取得重要突破。可以说，从年幼时识药到成年后临床的特殊条件，就是借助了家传的优势。

二、一线的探索

任光裕行医历程完全与我国的农村医疗政策节拍吻合。他不到 15 岁时，就开始协助父辈工作，到 17 岁时正式参加工作，开始了独立临床诊断和医疗实践。于 1957 年接受中医培训学习，此期间在临床中已能解决一般常见病、多发病。如麻疹合并肺炎、百日咳、脱水性酸中毒、高血压病、妇科常见病等，这些病症经过他的处理，均能取得一定疗效。同时，他注重理论和实践相结合，坚持中西医结合治疗，经其调治的有效患者不计其数，患者均可减轻痛苦、延长生命、提高生活质量。

刚工作时接诊病人，令其感到压力很大，一是理论基础差，二是经验不足，三是很少有成功的模式。迫使其深钻理论并参研各种医疗文献，对疑难病人进行了探索性治疗。20 世纪 60 年代后，他又经过多次进修学习后，经过反复实践，终于在治疗肝硬化、冠状动脉粥样硬化性心脏病（简称“冠心病”）、肿瘤等方面取得了肯定成效。如从肺、脾、肾三脏着手进行辨证分型论治，总结出益脾、固肾、宣肺是治疗慢性肾炎的大法，在消除蛋白尿、水肿，以及贫血等方面的症状卓有成效，现有3例：

例1　男性，17岁慢性肾炎患者，运用健脾固肾及宣通肺气的方法治疗半年痊愈，至今一直未复发。

例2　曾治1例男性39岁肝硬化患者。属于肝郁气滞、脾虚湿阻证。肝硬化是脾、肾、肺三脏俱累之症，属中医积聚、鼓胀范围。以疏肝理气、健脾祛湿、宣通肺气法治之，临床症状好转，继以健脾固肾法调治，现已愈30余年，未复发。

例3　曾治1例男性前壁心肌梗死患者。证属中医胸痹。以中医宣通心阳、活血化瘀的方法进行治疗，使病情迅速得到控制，直至无临床症状，至今已愈20余年。

任光裕从医66年来，寻其求诊患者门庭若市、络绎不绝。以子女们小时候看到的情形为例，每天早晨家人还未起床便有病人等在门口，父亲一坐诊便无机会起身，常从早上7点坐诊到中午，经常是废寝忘食。对此，全家人早已习以为常。从20世纪60年代，任光裕经常在一些卫生部门、医疗单位和院校进行讲学、传技、坐诊等，并吸纳培训了不少弟子传人。

三、科学的登攀

1966年后，各种肿瘤患者来诊不绝，希望从中医方面求得治疗，或者用中医配合手术、放疗、化疗取得效果。对此，更加迫使其从各种专著或文献中寻找相关资料，以求得一丝之效。通过刻苦认真的钻研和反复的临床实践，终于在癌症治疗上取得了重要突破。如任大夫曾治过 1 例 39 岁的男性骨肉瘤患者，证属肾虚髓伤、骨骼瘀毒，治以祛毒散结、补肾填髓法，取得了满意的疗效，并得到了相关权威人士的肯定。该患者治愈后正常生活了 40 年，直到 79 岁才因其他疾病去世。

鉴于任光裕在攻克各种疾病，尤其是癌症方面的突出成效及在卫生领域的影响，得到了山西省卫生厅、山西省肿瘤医院，以及当地卫生、科技部门的认可与重视，受到了众多同仁、患者及家属的尊敬。1978 年他受邀参加了平遥县首次科学技术大会，之后多次受到平遥县科委的资金奖励，并参加了 1978 至 1985 年平遥县科学技术发展项目。1979 年他被聘请到山西省肿瘤医院开展中药治疗癌症的研究工作，并多次受到山西省卫生厅肿瘤防治办公室的慰问。20 世纪 70 年代末，平遥县卫生局破格任命其为南政乡卫生院院长、党支部书记，任职期间该院就诊人数与业务量数年稳居全县乡镇卫生院之首。在此岗位上，其工作了 17 年，直至退休。

退休 25 年来，他仍然坚持每天为民看病。2004 年后在三子任志浪开设的中医诊所隔日坐诊，深得患者好评，声誉和医技不减当年。如今虽已 85 岁高龄，但仍奋战在救死扶伤的第一线，为祖国的医学事业和人类的健康默默奉献自己的一份力量。

四、无私的奉献

任老自幼受到家族浓厚的中医影响，较早地踏上了从医之路和工作岗位。在66年的临床实践和行医历程中，积累了大量的宝贵经验，治愈了数以万计的患者，在医学领域取得了辉煌的成就。在救死扶伤的医学道路上和无怨无悔的职业生涯中，他不仅继承了先辈们高超的中医技术，而且发扬了中华民族的医德医风，将自己的全部心血献给了家乡的人。

任老将自己的从医经验奉献于社会，希望同仁通过对他临床经验的总结和学习举例，其在医学领域取得的成就。

第二部分

肿 瘤

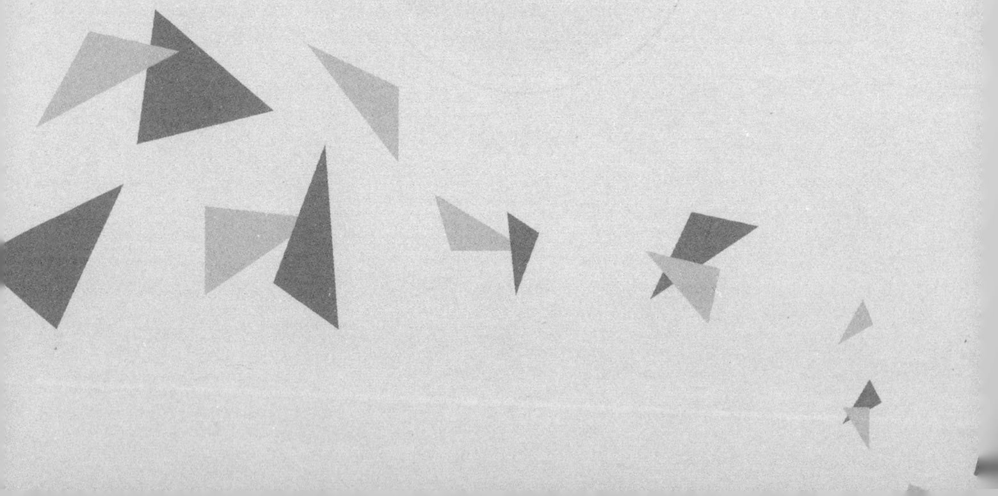

第4章 肿瘤简述

在商周时代，有人就对肿瘤有所记载。殷墟甲骨文上已记有“瘤”的病名。两千多年前的《周礼》一书，已经载有治疗肿瘤一类疾病的医生，当时称作“疡医”。

中国经典的医著《灵枢经》中就有“瘤”的分类记载，邪在不同部位，发为不同的瘤，如筋瘤、肠瘤、骨瘤、肉瘤等。华佗在《中藏经·论痈疽疮肿第四十一》指出：“夫痈疽疮肿之所作也，皆五脏六腑蓄毒不流则生矣，非独因荣卫壅塞而发者也。”此著作对瘤病有了进一步的认识。

目前，我国在防治肿瘤方面采取“三早”的方法，用中西医结合的办法提高疗效，延长生存期，提高生活质量。如适合手术的患者，手术会导致气血损伤；放射及化学治疗会引起消化不良反应，以及骨髓抑制、白细胞降低、血小板减少、免疫能力低下等不良反应。通过服用平衡阴阳、补益气血、调理脾胃、滋养肝肾、疏肝理气的中药后，能够较快地消除上述的不良反应，为进一步的现代治疗提供良好的条件和方法。中药确有可靠的抗癌功能，具有抑制肿瘤生长、扩散、转移的作用，进而能达到治疗目的。中医中药治疗肿瘤，依据了四诊八纲、辨证论治、理法方药等中医特点，更注意辨证和辨病相结合、扶正与祛邪相结合。中西医相结合是我国治疗肿瘤的优势，疗效显著。

当前，中医治疗法则虽多，但不外乎扶正与祛邪，即“正气存内，邪不可干”，需要参照北京市肿瘤会议制订的四大法则：即清热解毒法、软坚散结法、活血散瘀法、扶正培本法，采用辨证论治指导下的施药方法，以实施相应的治疗方案。

任老大夫从20世纪60年代开始治疗各种癌症。本篇摘录了部分疗效明显和特殊的病案，主要有肝癌、肺癌、肾癌、乳腺癌、卵巢癌、宫颈癌、肠癌、膀胱癌、食管癌、胃癌、胸腺癌、鼻咽癌、阴茎癌、骨肉瘤等，其主要特点是:

一、跨越时间长

从20世纪60年代开始研究和治疗癌症，到2019年历时50余年，且在1980年1月15日《山西省肿瘤防治简报》第1期）（山西省卫生厅肿瘤防治办公室主办）中，介绍了治愈骨肉瘤的经验，在山西省推广。这一资料十分可贵。

二、诊治患者多

由于《山西省肿瘤防治简报》的宣传，全省各地癌症患者纷纷前来就诊，可以说是络绎不绝，省外不少患者也来就诊。

三、治疗效果好

由于借鉴了前人的经验，再加上自己不断钻研，在治疗上重视临床、勇于创新。现有病案 54 例，通过辨证施治、对症下药，有些病人治疗 10 年以上，均得到比较满意疗效，兹摘录于后。

第 5 章

肿瘤我见一斑

——浅谈临床试治肿瘤的一点体会

虚则补其母、实则泻其子，片面地以补之道论泻、以泻之道论补虽使经络畅通无阻，能破坏肿瘤的生长环境，保持机体的正常功能，但辨证与辨病必须有机地结合才能有良好的疗效，即“得神者昌，失神者亡”，活血化瘀之重点在于解毒以免导致病灶扩散转移。但要注意“扶正反助邪，祛邪反伤正”，手术虽然将主要病灶切除，但由于经络的运行形成逆转断路，必然会造成阻塞、功能失常之弊，若是疏忽就失去了治疗意义。

津液是机体的正常体液，人为补液体不等于补津液，而只能是维持机体的功能运行。手术之弊乃因人系一个完整的统一体，全身的脏腑、器官等均通过经络的联系而沟通，手术切除某组织后，势必造成沟通中断，脏腑器官等的功能出现断路。虽然机体可通过代偿适应，但是总会受到影响，如津、精、气、血分布运行受阻等。

目前治疗肿瘤虽然总结了不少的方法，但通经活络、软坚散结是战胜肿瘤的主要手段，所谓邪去则正可复。但是这种攻的方法如何选择适宜时机仍是一个复杂的课题，如果肿瘤已发展到恶病质时，则扶正为主要手段，扶正以攻邪，则不至于扶正反助邪；若患者正气尚足则以祛邪为主要手段，兼以扶正以防邪除反伤正，致使病情恶化。因为凡是肿瘤病人典型症状出现时，正气已不同程度地受到了损伤，所以治疗肿瘤，不论在任何阶段都不能放弃扶正而一味祛邪。扶正可调整机体功能，提高抗病力，从而更有利于祛邪。

癌症病灶如长期不能得到消散或控制，只是提高抗病能力，是不会有远期疗效的，因为机体的抗病力是有限度的，而癌细胞的生长是无限度的，如果不控制癌细胞的生长，很快会形成恶性循环。所以偏重提高抗病力，只能为抗癌创造物质条件，为采取各种抗癌手段提供机会而不能达到治疗的目的。如在治疗一例不适宜手术及放疗的中年女性胃癌患者时，采取以扶正为主的方法，在一个多月的时间里全身情况明显好转，每日进食得到很大改善，呕吐及上腹痛症状基本消除，在腹壁可摸到的肿块也消失。但由于精神上受到一次剧烈的刺激后即出现食后胀满现象，随之腹水形成，随即颈部出现了黄豆大小的肿大淋巴结，病情在一个月的时间内明显恶化。

近年来，在与恶性肿瘤斗争的过程中，任老曾采取消痰散结、活血化瘀、清热解毒、培补脾肾等法，追访了一些病例，疗效满意。

祖国医学对肿瘤的认识，根据历代记载从理论上说虽不完全一致，但不外乎邪毒蕴聚于经络、脏腑。由于经络阻塞，脏腑功能失调，致气血凝滞，痰积、食积而病成矣！但邪毒侵入乃因正气不足，御邪之力降低而邪毒乘虚而入。《黄帝内经》所谓："正气存内，邪不可干，邪之所凑，其气必虚。"如《医宗必读》论积聚病所述："积之成矣，正气不足而后邪气居之。"金元时期，李东垣等医家指出"养正积自消"的治法。近年来，任老在临床实践中以扶正与祛邪方法对肿瘤病人辨证施治起到一定作用。为此，将任老在治疗恶性肿瘤时所常用的"扶正与祛邪法"做一简要介绍，仅供参考。

一、辨证与辨病必须有机地结合

只有正确的诊断才有正确的治疗，对于肿瘤病人尤其是这样，苟辨证不当、辨病不准，势必延误病情，给患者造成巨大的损失。

中医认为肿瘤为全身性疾病的局部表现，是经络、脏腑功能失调。肿瘤是一种消耗性疾病，呈进行性消瘦，甚至会有恶病质出现，多以虚损症候的形式表现出来，但这种形式的出现属于中医"大实有羸状"。从中医的角度辨证分析晚期肿瘤患者出现的气血不足、肝肾阴虚、脾胃失运等表现，对这种表现的针对性处理要通过对内脏功能的调节以增强机体抵抗力，从而达到扶正祛邪。正邪的消长始终贯穿于整个病程，邪正的盛衰标志着恶性肿瘤的发展与消散，保持正气不衰是攻克恶性肿瘤的关键，所以扶正是根本，只有正气强盛，才能采取各种手段如活血化瘀法、软坚散结法，现代医学的“姑息疗法”如化疗、放疗、手术等方法，以达到祛邪扶正的目的。

由于癌细胞的不断增殖，病灶呈进行性肿大，肿块必然会压迫周围的血管、神经、器官等，临床上出现持续性疼痛与梗阻症状。患病部位不同产生的症状也不同，由于受累器官的功能受损而产生的临床表现必然直接破坏其功能。如骨肉瘤的剧痛、末端肌萎缩；食管癌的吞咽困难、胸憋、胸痛；肝癌的痞块、腹胀；肠癌的里急后重、大便闭结；肺癌的咳喘、胸闷；宫颈癌的小腹迫痛、带下、出血等，这些症状的出现均符合“内有有形之积”和“不通则痛”的理论。

肿瘤对机体的消耗十分严重，机体的抵抗力不断下降，因此更易感受外邪，合并感染，再加癌瘤的病灶经常有炎性感染的存在（坏死组织等），极易导致病情恶化，这种情况应按中医治标的方法先行处理。

标本缓急是中医治病的准则，治疗癌症尤其重要，祛邪抗癌就是治本，破坏癌细胞所处的环境，抑制其生长，提高机体内在抗癌能力，以达到消除肿瘤的目的，从而解除由于肿瘤的压迫、梗阻、腐烂坏死、感染、扩散转移，以及破坏有关脏器功能的各种因素而产生的一系列症状，均应属于治标。消除这些不良反应首先要调整全身功能的平衡，从整体观念出发，按照病情的矛盾特点进行对症处理，或标本兼治、或急则治标。如大出血、剧痛、噎膈食不下、大便闭塞、咳喘等以治标为主、对症处理。

上述病状一旦出现，病情就多属晚期，如脉象多现细数或洪数，出现舌质红或绛，无苔或舌淡花剥苔等舌象，这是热毒损耗营血津液的外显，辨证属阴虚津耗、枯热、湿邪郁结的范畴。

二、浅谈肿瘤治则

活血化瘀是治疗肿瘤的主要方法，但千万要注意防止病灶扩散或转移。在运用此法治疗时，必须保证腑的通利畅通。例如治疗肺部肿瘤时必须保持大便畅通，使药物涤荡毒邪作用后的产物，能迅速排出体外。

树立整体观念，因为肿瘤是全身性疾病的局部表现。

肿瘤一病近年来发病率逐年升高，治疗手段日益先进，科学的防治方法日益增多，疗效日趋提高，但是，归根结底疗效并不十分满意，尤其是中晚期病例更为明显，这一难题仍是现代医学有待攻克的课题。从祖国医学有关肿瘤的记载，如《黄帝内经》就提到肿瘤病因是“邪气居其间”，汉代华佗指出“夫痈疽疮肿之所作，皆五脏六腑蓄毒不流，非独因营卫壅塞而发也者”。宋代的《圣济总录》中说“瘤之为义，留滞而不去也，气血流行不失其常，则形体和平，无或余赘。及郁结壅塞，则乘虚投隙，瘤所以生”。元代《丹溪心法·痈疽》已经提到“乳岩”（这里只谈恶性肿瘤）。历代医家对肿瘤的记载颇多，兹不类举。综合文献所述，中医对于人体内部的恶性肿瘤和良性肿瘤的记载均包括在“癥瘕积聚”“噎膈反胃”“肺积”“肠蕈”“石瘕”“十二带症”等病名中。体表肿瘤有失荣、茧唇、舌菌、肾岩、石疽、石疔、翻花疮、岩疽、肉瘤记载。此外，关于肿瘤的症状和治疗方法，更有广泛的记载。实践证明各类、各期的肿瘤病人，经中医或中西医结合治疗后不但能改善临床症状，而且能使病灶缩小或消失，或生命延长 20 余年而无不适症状。

中医有四诊八纲、辨证论治、理法方药等，更要特别强调中医的整体观念，辨证与辨病相结合，扶正与祛邪相结合，理论与民间验方相结合，中西医相结合，这是扶正祛邪的必要手段，能更好地提高疗效。

肿瘤的发生不外乎外因和内因两类，即内因为七情太过、五脏六腑的蓄毒、气血运行的失调；外因为邪气邪毒致使气血运行阻滞、代谢功能降低、邪毒滞留，但邪气之所以能够侵入致病，不外乎“邪之所凑，其气必虚”，致使气机、脏腑功能失调，形成气滞血瘀、经络阻塞、升降失常。

手术、放疗、化疗的治疗有一定程度的热毒伤阴、损耗正气，尤其是对肝、肾及造血系统的伤害。故配合中医的扶正培本、清热解毒、滋养气血等办法以保护脏腑功能的正常发挥，以除放疗、化疗之弊端是非常有必要的。

上述说明中医对癌瘤的治疗、预防的作用不可忽视，有着广阔的前景。以上所述之见，尚待进一步探讨之。

第6章

肝癌

1. 张X，女，71岁，2007年5月19日初诊。

主诉：肝癌半年，胆结石4.8cm×4.4cm，腹水，进食不佳，腹胀满1月。

检查：腹胀满，脐凸，皮肤黄染，神志清楚，语言流利，脉弦，舌边赤，苔腻。

诊断：肝癌腹水，黄疸。

治则：利湿退黄，理气消肿。

方药：（1）十枣汤化裁。

大戟、甘遂、芫花各3g，麝香0.5g，醋调贴脐。

（2）龟甲胶（烊化）12g，鹿角胶（烊化）12g，沉香10g，沙参20g，白蔻仁10g。

服法：2剂，水煎服，每日1剂，每剂2煎，混匀，饭后口服。

二诊，2007年5月26日。

主诉：腹胀减，进食增加，大便每日3次，质稀。

检查：体征无变化，腹胀，舌边赤，苔腻。

诊断：肝癌腹水，黄疸。

治则：利湿退黄，理气消肿。

方药：（1）玉屏风汤加味。

鸡内金30g，黄芪30g，防风10g，白术10g，玉竹30g。

服法：3剂，水煎服，每日1剂，每剂2煎，混匀，早晚饭后口服。

（2）龟甲胶、鹿角胶各12g，沉香10g，沙参20g，白蔻仁10g。

服法：研粉，2次/日，早晚饭后口服，3日量。

（3）脐部用药不变。

【按】《金匮要略》云："脉沉而弦者，悬饮内痛；病悬饮者，十枣汤主之。"肝癌腹水，中医称为悬饮，本病例患病已半年，久病必虚，故以龟鹿二仙胶扶正、十枣汤利水，标本兼治，所以中的。

2. 王X，男，50岁，2006年6月24日初诊。

主诉：肝癌已介入治疗6次，现肝区痛，下午甚。

检查：脉沉弱，舌淡暗苔腻。实验室查甲胎蛋白（正常值 0~25μg/L）：2005 年 10 月 10 日 3003μg/L，2005 年 12 月 6 日 52.68μg/L，2006 年 1 月 4 日 83.24μg/L，2006 年 4 月 26 日 690.76μg/L。

诊断：肝癌疼痛，气虚血瘀证。

治则：益气、止痛、消瘀。

方药：白花蛇舌草 30g，郁金 12g，鸡内金 30g，佩兰叶 15g，旱莲草 20g，黄芪 30g，延胡索 10g，枳实 10g，白术 10g，酸枣仁 30g，三七粉（冲）9g，三甲粉（三甲指龟甲、鳖甲、炮甲珠，等量为末）（冲）9g。

服法：5 剂，水煎服，每日 1 剂，每剂 2 煎，混匀，早晚饭后口服。

二诊，2006年7月1日。

主诉：痛已减，要求继续服药。

检查：脉沉弱，舌淡暗腻。甲胎蛋白 209μg/L。

诊断：肝癌疼痛，气虚血瘀证。

治则：益气、止痛、消瘀。

方药：自拟软坚止痛汤。

白花蛇舌草 30g，郁金 12g，鸡内金 30g，佩兰叶 15g，旱莲草 20g，黄芪 30g，延胡索 10g，枳实 10g，白术 10g，酸枣仁 30g，三七粉（冲）9g，三甲粉（冲）9g，血竭（冲）6g，山慈菇 20g。

服法：5 剂，水煎服，每日 1 剂，每剂 2 煎，混匀，早晚饭后口服。

【按】服药后病情一直稳定，肝区无痛，生活能自理。

3. 王X，男，66岁，2009年10月8日初诊。

主诉：原发性肝癌手术后，胆管细胞癌，阻塞性黄疸。2009年8月24日出院（山西省肿瘤医院），行手术治疗后不能进食，食则腹痛，置胆引流袋。

检查：现巩膜黄染，面苍白，舌暗苔腻，脉弱。

诊断：肝癌，黄疸，木克土，肝旺脾弱。

治则：退黄，舒肝健脾。

方药：六君子汤合玉屏风汤加味。

党参30g，茯苓10g，炙甘草10g，半夏10g，陈皮10g，香附10g，鸡内金20g，砂仁10g，金钱草20，黄芪30g，白术10g，防风10g，沉香10g，郁金20g，生姜、大枣为引。

服法：3剂，水煎服，每2日1剂，每剂3煎，混匀，2次/日，早晚饭后口服。

二诊，2009年10月13日。

主诉：饮食较前增加。

检查：现巩膜黄染，面苍白，舌暗腻，脉弱。

治则：退黄，疏肝健脾。

方药：六君子汤合玉屏风汤加味。

党参 30g，茯苓 10g，炙甘草 10g，半夏 10g，陈皮 10g，香附 10g，鸡内金 20g，砂仁 10g，金钱草 20，黄芪 30g，白术 10g，防风 10g，沉香 10g，郁金 20g，枳实 10g，葛根 15g，生姜、大枣为引。

服法：3 剂，水煎服，每 2 日 1 剂，每剂 3 煎，混匀，2 次 / 日，早晚饭后口服。

【按】服完 6 剂药，精神、饮食可，后病情稳定。

4. 李 X，女，64 岁，2006 年 3 月 25 日初诊。

主诉：肝硬化，脾切除 15 年，现腹水（+++），癌变。

检查：腹部膨隆，振水音，面色萎黄，脉弱，舌淡。

诊断：肝癌，黄疸，鼓胀（腹水）。

治则：退黄利水，益气消肿，软坚败毒。

方药：玉屏风汤加味。

水蛭 10g，黄芪 30g，防风 10g，白术 10g，薏苡仁 30g，石韦 20g，车前子（包）20g，白花蛇舌草 30g，三甲粉（冲）6g，沉香 6g。

服法：5 剂，水煎服，每日 1 剂，每剂 2 煎，混匀，早晚饭后口服。

二诊，2006年4月1日。

主诉：服上药后，腹中舒，尿量每日 2000ml 以上，饮食可。

检查：腹部膨隆，腹围减，振水音，面色萎黄，脉弱，舌淡。

诊断：肝癌，黄疸，鼓胀（腹水）。

治则：退黄利水，益气消肿，软坚败毒。

方药：玉屏风汤加味。

水蛭 10g，黄芪 30g，防风 10g，白术 10g，薏苡仁 30g，石韦 20g，车前子（包）20g，白花蛇舌草 30g，三甲粉（冲）6g，沉香 6g，太子参 30g。

服法：10 剂，水煎服，每日 1 剂，每剂 2 煎，混匀，早晚饭后口服。

三诊，2006年4月20日。

主诉：尿量增多，腹中无不适，精神、饮食均好。

检查：腹部膨隆，腹围减，振水音，面色萎黄，脉弱，舌淡。

诊断：肝癌，黄疸，鼓胀（腹水）。

治则：退黄利水，益气消肿，软坚败毒。

方药：玉屏风汤加味。

水蛭 10g，黄芪 30g，防风 10g，白术 10g，薏苡仁 30g，石韦 20g，车前子（包）20g，白花蛇舌草 30g，三甲粉（冲）6g，沉香 6g，太子参 30g。

服法：10 剂，水煎服，每日 1 剂，每剂 2 煎，混匀，早晚饭后口服。

四诊，2006年5月13日。

主诉：病情同三诊，临床体征良好，无腹水症状，唯有时睡眠差。

检查：腹部平，腹围减，面色萎黄，脉弱，舌淡。

诊断：肝癌，黄疸，鼓胀（腹水）。

治则：退黄利水，益气消肿，软坚败毒。

方药：玉屏风汤加味。

水蛭10g，黄芪30g，防风10g，白术10g，薏苡仁30g，石韦20g，车前子（包）20g，白花蛇舌草30g，三甲粉（冲）6g，沉香6g，太子参30g，白芍30g，酸枣仁30g。

服法：5剂，水煎服，每日1剂，每剂2煎，混匀，早晚饭后口服。

五诊，2006年6月13日。

主诉：肝癌腹水，消化不良，肝功能不正常。

检查：脉弱，舌淡苔腻，腹中又生水。

诊断：肝癌，黄疸，鼓胀（腹水），脾运不佳。

治则：退黄利水，益气消肿，软坚败毒，健脾化湿。

方药：玉屏风汤加味。

水蛭10g，黄芪30g，防风10g，白术10g，薏苡仁30g，石韦20g，车前子（包）20g，白花蛇舌草30g，三甲粉（冲）6g，沉香6g，太子参30g，酸枣仁30g，五味子15g，鸡内金30g，谷芽、麦芽各30g。

服法：10剂，水煎服，每日1剂，每剂2煎，混匀，早晚饭后口服。

六诊，2006年9月1日。

主诉：肝癌腹水，精神饮食尚好。

检查：舌暗、红，少津，少苔。

诊断：气血瘀滞，脾运不佳，正气亏损。

治则：健脾利湿，活血化瘀，软坚散结。

方药：

（1）薏苡仁30g，莪术15g，焦三仙各20g，茯苓10g，牡丹皮10g，太子参30g，仙鹤草30g，黄芪30g，女贞子30g。

服法：5剂，水煎服，每日1剂，每剂2煎，混匀，早晚饭后口服。

（2）西黄丸3g×10瓶×2盒，3g/次，2次/日，饭后口服。

【按】中医认为，肝癌大多由肝硬化发展而来，而肝硬化大多由病毒性肝炎诱发。本病例中肝硬化腹水、脾切除术已经15年，由于久病失治，致病情发展，正虚邪盛，故在治疗中应该扶正与祛邪并重。玉屏风汤具有极好的扶正作用，有类似于西医增强免疫功能的作用，再用炮甲珠软坚散结；白花蛇舌草抗肿瘤败毒；沉香理气止痛；石韦、车前子利水，攻补兼施，很好地抑制肝癌的恶化，收效极好；西黄丸乃传统抗肿瘤之药（主要由牛黄、麝香、乳香、没药组成）能治疗乳岩、瘰核、肺痈、肠痈等病症，用于肝癌治疗收效良好。半年后回访，患者病情稳定。

5. 任X，女，56岁，2006年3月23日初诊，肝癌。

主诉：某肿瘤医院住院1月余，化疗后，抽过腹水，现脑积水，腹水，癌性，恶心，病程4月。

检查：舌暗紫，脉弱关弦。

诊断：脾虚水泛，胃气上逆。

治则：健脾利水，和胃降逆。

方药：六君子汤加味。

党参30g，茯苓20g，白术10g，炙甘草10g，半夏10g，陈皮10g，香附10g，冬瓜皮30g，砂仁10g，川楝子15g，石韦30g，佛手10g，黄芪30g，三七（冲）10g，桂枝3g，葶苈子（包）15g，生姜、大枣为引。

服法：2剂，水煎服，每日1剂，每剂2煎，混匀，早晚饭后口服。

二诊，2006年3月28日。

主诉：恶心减。

检查：舌暗紫，脉弱关弦。

诊断：脾虚水泛，胃气上逆。

治则：健脾利水，和胃降逆。

方药：六君子汤加味。

党参30g，茯苓20g，白术10g，炙甘草10g，半夏10g，陈皮10g，香附10g，冬瓜皮30g，砂仁10g，川楝子15g，石韦30g，佛手10g，黄芪30g，三七（冲）10g，桂枝3g，葶苈子（包）15g，白花蛇舌草30g，泽泻10g，生姜、大枣为引。

服法：2剂，水煎服，每日1剂，每剂2煎，混匀，早晚饭后口服。

三诊，2006年4月1日。

主诉：恶心症除，腹水减。

检查：舌暗紫，脉弱关弦。

诊断：脾虚水泛，胃气上逆。

治则：健脾利水，和胃降逆。

方药：六君子汤加味。

党参30g，茯苓20g，白术10g，炙甘草10g，半夏10g，陈皮10g，香附10g，冬瓜皮30g，砂仁10g，川楝子15g，石韦30g，佛手10g，黄芪30g，三七（冲）10g，桂枝3g，葶苈子（包）15g，莪术12g，生姜、大枣为引。

服法：2剂，水煎服，每日1剂，每剂2煎，混匀，早晚饭后口服。

【按】《黄帝内经》云："诸湿肿满，皆属于脾"，《金匮要略》云："见肝之病，知肝传脾，当先实脾"。故治疗本病的基本思路是健脾利水，以香砂六君子汤补脾益气，兼以疏肝理气，加之少量攻克之品，如白花蛇舌草等清热解毒、抗肿瘤之类，有效地抑制肿瘤的发展，同时又保护了脾胃，能减少化疗药物对胃肠的刺激，极好地配合了患者的化疗方案。

6. 赵X，女，52岁，2009年9月22日初诊。

主诉：于某医院行右肝癌手术，脑转移，频咳，加重1月余。2009年5月1日手术后，现可以自行走动，步履不稳，乏力，饮食可。

检查：舌唇红，苔黄腻，脉浮稍紧。

诊断：肝癌，伴肺气虚、肺阴虚。

治则：补益肺气，滋阴止咳。

方药：黄芪30g，川贝母10g，百合20g，桔梗10g，黄精20g，枳实10g，白术10g，黄连10g，茯苓10g，西洋参15g，麻黄10g，大黄（后下）6g。

服法：3剂，水煎服，每日1剂，每剂2煎，混匀，早晚饭后口服。

二诊，2009年9月26日。

主诉：精神尚可，咳嗽减，一般情况可。

检查：舌唇红，苔黄薄，脉浮无力。

诊断：肝癌，伴肺气虚、肺阴虚。

治则：补益肺气，滋阴止咳。

方药：

（1）黄芪30g，川贝母10g，百合20g，桔梗10g，黄精20g，枳实10g，白术10g，黄连10g，茯苓10g，西洋参15g，麻黄10g，大黄（后下）6g，郁金20g。

服法：3剂，水煎服，每日1剂，每剂2煎，混匀，早晚饭后口服。

（2）龟甲胶、鹿角胶各60g，西洋参60g，三七30g。

服法：研粉，2次/日，早晚饭后口服，5日量。

三诊，2009年10月5日。

主诉：精神尚可，咳嗽减，一般情况可。

检查：舌唇红，苔黄薄，脉浮无力。

诊断：肝癌，肺气虚，肺阴虚。

治则：补益肺气，滋阴止咳。

方药：黄芪30g，川贝母10g，百合20g，桔梗10g，黄精20g，枳实10g，白术10g，黄连10g，茯苓10g，西洋参15g，麻黄10g，麦冬15g，大黄（后下）6g。

服法：3剂，水煎服，每日1剂，每剂2煎，混匀，早晚饭后口服。

四诊，2009年10月13日。

主诉：肝癌手术后，脑转移，时有咳嗽，无痰。

检查：舌淡红，苔腻，脉缓虚。

诊断：肝癌脑转移，正虚邪实。

治则：消肿。

方药：蛤蚧散加减。

蛤蚧、炒苏子、瓜蒌子、杏仁、麻黄、石膏、甘草、紫菀、炙鳖甲、黄芩、麦冬、黄连、百合各10g。

服法：研粉，2次/日，早晚饭后口服，14日量。

五诊，2009年10月29日。

主诉：2009年10月10日开始于晋中某医院输液13日，现燥咳。

检查：舌红，脉弱，活动可。

诊断：肝癌手术后，正气亏虚，邪气亢盛。

治则：扶正消肿，活血化瘀。

方药：血府逐瘀汤加味。

当归10g，生地15g，桃仁10g，红花10g，枳壳10g，牛膝15g，川芎10g，柴胡6g，赤芍15g，甘草10g，桔梗10g，郁金15g，太子参30g，何首乌30g，沙参30g，麦冬10g。

服法：5剂，水煎服，每日1剂，每剂2煎，混匀，早晚饭后口服。

【按】该患者后来病情稳定，3月后情况加重，不久后病亡。

7. 胡X，男，58岁，2014年10月25日初诊。

主诉：肝癌骨转移。2004年患乙肝，后发展为肝硬化，再发展为肝癌，曾就诊于某肿瘤医院，2014年1月以来共进行了7次介入治疗，现已骨转移，骨扫描示T8以及左侧肱骨下段骨代谢增高，医院建议回家休养、保守治疗，密切随访。介入治疗以来，胸、肋、背部一直疼痛，纳呆，腹胀满，便秘。

入院记录

胡×，男，60岁，2013年2月19日初诊。主诉：肝脏肿瘤，一次介入治疗1月余。

现病史：患者于2012年8月无明显诱因出现右上腹间断性隐痛，局限于右上腹。2012年8月15日就诊于太原市第三人民医院，腹部彩超示肝被膜呈小起伏状，肝右叶见一实性不均质回声区，6.4cm×4.0cm，肝右外叶见一囊性暗区。胆囊内见多个高回声团，附着于胆囊壁，不移动。

提示：

（1）肝硬化；肝内实性占位；肝囊肿，入院后肝脏穿刺活检病理诊断，符合肝细胞肝癌。于2013年1月9日行一次肝动脉化疗栓塞术。术中用药顺铂 80mg、氟尿嘧啶 1g、丝裂霉素 16mg+ 碘化油注射液 8ml，乳剂栓塞、明胶海绵沫适量栓塞。2013 年 2 月 19 日，中铁十七局中心医院复查 CT 示，与前比较，肝左叶内病灶略缩小。

（2）肝右叶前段点状高密度影，考虑碘油沉积。

出院记录

2013 年 5 月 7 日肝右叶原发性肝癌，肝硬化，肝左叶囊肿，胆囊多发息肉。

2013 年 5 月 13 日彩超示：肝右叶低回声占位病变，肝左叶囊肿，胆囊多发息肉。

2006 年曾患乙肝。

2016 年 8 月 2 日 PET/CT 检查示：T8 骨代谢异常活跃，较前次明显减淡。

刻下检查：面色晦暗，舌质红，苔燥，少津，面色晦暗，倦怠无力。六脉沉、无力。

诊断：肝癌，属正气亏损、毒邪内陷，化疗损伤精气。

治则：扶正与祛邪并举，和胃。

方药：苍术 15g，柴胡 6g，羌活 10g，防风 10g，白芷 10g，川芎 6g，藿香 10g，前胡 10g，连翘 15g，陈皮 10g，山楂 15g，枳实 10g，甘草 6g，炒麦芽 15g，桔梗 10g，紫苏叶 10g，厚朴 10g，神曲 15g，黄芪 30g，女贞子 30g。

服法：5 剂，水煎服，每日 1 剂，每剂 2 煎，混匀，早

晚饭后口服。

二诊，2014年11月4日。

主诉：上腹痛减轻。

检查：面晦暗，舌干、燥、红，脉无力。

诊断：肝癌，属正气亏损、毒邪内陷，化疗损伤精气。

治则：扶正与祛邪并举。

方药：

（1）苍术15g，柴胡6g，羌活10g，防风10g，白芷10g，川芎6g，藿香10g，前胡10g，连翘15g，陈皮10g，山楂15g，枳实10g，甘草6g，炒麦芽15g，桔梗10g，紫苏叶10g，厚朴10g，神曲15g，黄芪30g，女贞子30g。

服法：5剂，水煎服，每日1剂，每剂2煎，混匀，早晚饭后口服。

（2）三七参5g，土鳖虫5g，血竭5g。

服法：研末，2次/日，早晚饭后口服，5日量。

三诊，2014年11月11日。

主诉：服药后痛减。

检查：舌较淡、红。

诊断：肝癌，属正气亏损、毒邪内陷，化疗损伤精气。

治则：活血化瘀，疏肝通脾。

方药：自拟软肝煎。

炮甲珠粉（冲）6g，三棱10g，莪术10g，乳香6g，没药6g，郁金10g，鳖甲（先煎半小时）15g，桃仁10g，红花10g，川楝子15g，冬瓜子15g，砂仁10g，生黄芪30g，女贞子30g。

服法：3剂，水煎服，每日1剂，每剂2煎，混匀，早晚饭后口服。

四诊，2014年11月18日。

主诉：精神好转，可以外出游走，仍背痛，肝区痛减。

检查：面色由暗转淡，脉有力，舌红绛。

诊断：肝癌，属正气亏损、毒邪内陷，化疗损伤精气。

治则：扶正与祛邪并举。

方药：自拟软肝煎。

炮甲珠粉（冲）6g，三棱10g，莪术10g，乳香10g，没药10g，郁金10g，鳖甲（先煎半小时）15g，桃仁10g，红花10g，川楝子15g，冬瓜子15g，砂仁10g，生黄芪30g，女贞子30g，玉竹30g，天花粉15g。

服法：3剂，2日1剂，水煎服，每剂3煎，混匀，早中晚饭后口服。

五诊，2014年11月25日。

主诉：精神好，背痛减，肝区痛减。

检查：舌淡红、燥，脉弦。

诊断：肝癌，属正气亏损、毒邪内陷，化疗损伤精气。

治则：扶正与祛邪并举。

方药：小金丸散加味。

麝香 1g，木鳖子 3g，炙草乌 6g，枫香脂 6g，醋乳香 6g，醋没药 6g，五灵脂 10g，酒当归 10g，地龙 10g，香墨 3g。

服法：研粉，2 次 / 日，早晚饭后口服，10 日量。

六诊，2014年12月13日。

主诉：胸腹疼痛均减，腹中舒适。

检查：舌质淡、品红，脉弦。

诊断：肝癌，属正气亏损，毒邪内陷，化疗损伤精气。

治则：扶正与祛邪并举。

方药：

（1）小金丸散加味。

麝香 1g，木鳖子 3g，炙草乌 6g，枫香脂 6g，醋乳香 6g，醋没药 6g，五灵脂 10g，酒当归 10g，地龙 10g，三七粉 10g，香墨 3g。

服法：研粉，2 次 / 日，早晚饭后口服，10 日量。

（2）黄芪 30g、女贞子 30g 水煎频服，10 剂，每日 1 剂。

注：此后临床病理症状不显著，生活如常，自主停药 5 月。

七诊，2015年5月27日。

主诉：病情稳定，右胁痛减，大便欠畅通，停药5月后，胁、背痛。

检查：脉沉，面华，色淡，舌光无苔，舌边赤，唇红。

诊断：肝癌有效得到抑制，阴虚，肝血虚，肝血瘀。

治则：滋阴活血、养血。

方药：

（1）血府逐瘀汤加味。

当归10g，生地15g，桃仁10g，红花10g，枳壳10g，牛膝15g，川芎10g，柴胡6g，赤芍15g，甘草10g，桔梗10g，郁金15g，太子参30g，何首乌30g，沙参30g，黄芪30，女贞子30g。

服法：5剂，水煎服，每日1剂，每剂2煎，混匀，饭后口服。

（2）三七粉10g，0.5g/次，2次/日，饭后口服。

八诊，2015年8月27日。

主诉：便畅。面色已由原来的茄子皮色变为正常皮肤颜色，生活质量如常，保健性来诊服药。

检查：舌淡边赤，脉弦。

诊断：肝热血虚，肝血瘀。

治则：活血化瘀，清肝泻火。

方药：黄连15g，黄芩15g，大黄15g，黄芪30g，女贞子30g，鹿角胶15g，鳖甲15g，牡蛎15g，桑螵蛸

15g，红参30g，当归30g，白芍15g，香附15g，天冬15g，甘草15g，熟地30g，川芎15g，银柴胡15g，丹参15g，山药30g，芡实30g。

服法：研粉，2次/日，早晚饭后口服，1月量。

九诊，2016年1月7日。

主诉：又5月未服药，肝癌转移已经1年多，现右胁痛，影响睡眠。

检查：舌赤、脉弦。

诊断：阴虚燥热，伴心、脾热。

治则：滋阴泻火，理气止痛。

方药：甘露饮加味。

生地15g，熟地15g，茵陈10g，黄芩10g，栀子10g，枇杷叶10g，石斛15g，甘草10g，二冬各15g，女贞子30g，郁金15g，玄参15g，檀香10g。

服法：3剂，水煎服，每日1剂，每剂2煎，混匀，早晚饭后口服。

十诊，2016年1月12日。

主诉：右胁痛减，已能平稳入睡。体征无变化，效不更方。

方药：甘露饮加味。

生地15g，熟地15g，茵陈10g，黄芩10g，栀子10g，枇杷叶10g，石斛15g，甘草10g，二冬各15g，女贞子30g，郁金15g，玄参15g，檀香10g，延胡索15g。

服法：3剂，水煎服，每日1剂，每剂2煎，混匀，早晚饭后口服。

十一诊，2016年1月16日。

主诉：服上药后腹泻，胁痛减。

检查：舌红燥，双关脉弦。

诊断：肝胃阴虚。

治则：养阴清胃泻火。

处方：玉女煎化裁。

方药：牡丹皮10g，熟地20g，石膏（先煎半小时）30g，麦冬12g，怀牛膝10g，沙参20g，山药15g，茯苓12g，酒炒白芍30g，炙甘草10g。

服法：3剂，水煎服，每日1剂，每剂2煎，混匀，早晚饭后口服。

十二诊，2016年1月21日。

主诉：胁背痛已愈，精神好转，饮食增加。

检查：舌红燥，双关脉弦。

诊断：肝胃阴虚。

治则：养阴清胃泻火。

方药：玉女煎化裁。

牡丹皮10g，熟地20g，石膏（先煎半小时）30g，麦冬12g，怀牛膝10g，沙参20g，山药15g，茯苓12g，酒炒白芍30g，炙甘草10g，芦根30g。

服法：3剂，水煎服，每日1剂，每剂2煎，混匀，早晚饭后口服。

十三诊，2016年2月2日。

主诉：右髋部偶有游走性窜痛。

检查：舌红润，脉缓，面泽。

诊断：肝癌髋骨转移？

治则：理气止痛。

方药：

（1）柴胡疏肝散加味。

酒炒白芍30g，炙甘草10g，陈皮10g，柴胡10g，川芎10g，香附12g，竹叶15g，芦根30g，怀牛膝15g，郁金15g，沙参15g，黄精30g，牡丹皮10g，枳壳10g，生姜3片，大枣3枚。

服法：3剂，水煎服，每日1剂，每剂2煎，混匀，早晚口服。

（2）华夏灸贴3贴 ×2盒，每日1贴，外贴疼痛局部。

十四诊，2016年2月25日。

主诉：食入性上腹痛。

检查：舌质红，脉沉，形体消瘦。

诊断：脾肾阴虚，气血亏损。

治则：补脾益肾，益气化瘀。

方药：人参养荣汤加味。

葛根 15g，砂仁 10g，麦冬 15g，巴戟天 10g，人参 10g，白术 10g，茯苓 10g，炙甘草 6g，熟地 15g，当归 10g，白芍 20g，五味子 10g，肉桂 6g，黄芪 30g，陈皮 10g，远志 6g，桑寄生 20g，狗脊 15g，延胡索 15g，莪术 10g，生姜 3 片，大枣 6 枚。

服法：3 剂，水煎服，每日 1 剂，每剂 5 煎，混匀，早晚饭后口服。

十五诊，2016年3月5日。

主诉：从 2014 年连续治疗 12 次，至今无临床不适症状。

方药：十四诊方，再服 3 剂。

十六诊，2016年3月15日。

主诉：临床无症状。

检查：舌质红，体虚弱，六脉弱。

诊断：正气不足，体质虚弱。

治则：扶正祛邪。

方药：人参养荣汤加味。

人参 10g，白术 10g，茯苓 10g，炙甘草 6g，熟地 15g，当归 10g，白芍 20g，五味子 10g，肉桂 6g，黄芪 30g，陈皮 10g，远志 6g，生姜 3 片，大枣 6 枚，怀牛膝 15g，骨碎补 15g，砂仁 10g，玉竹 30g，水蛭 6g。

服法：3 剂，水煎服，每日 1 剂，每剂 2 煎，混匀，早晚饭后口服。

十七诊，2016年3月22日。

主诉：临床无症状，巩固性服药。

检查：脉缓。

诊断：正气亏虚。

治则：扶正祛邪。

方药：十六诊方加麻黄 10g，3 剂。

服法：3 剂，水煎服，每日 1 剂，每剂 2 煎，混匀，早晚口服。

十八诊，2016年4月5日。

主诉：右肝区不适感。

检查：舌质红，脉弱。

诊断：气虚肝郁。

治则：疏肝理气。

方药：柴胡疏肝散加味。

柴胡 6g，陈皮 10g，川芎 10g，赤芍 15g，枳壳 10g，瓜蒌 30g，郁金 20g，玉竹 20g，香附 12g，白芍 30g，甘草 10g，莱菔子 15g，川楝子 15g，当归 10g，生姜、大枣为引。

服法：3 剂，水煎服，每日 1 剂，每剂 2 煎，混匀，早晚饭后口服。

十九诊，2016年4月12日。

主诉：右腰背困乏。

检查：脉沉涩，舌红。

诊断：气滞血瘀，肝阴虚。

治则：活血化瘀，滋阴养肝。

方药：石四方加味。

苏木 10g，独活 10g，降香 10g，蒺藜 30g，骨碎补 30g，怀牛膝 15g，没药 10g，桑寄生 20g，凤仙花 15g，桃仁 10g，红花 10g，三七（冲）6g，土鳖虫 6g，淫羊藿 30g，沙参 30g。

服法：3 剂，水煎服，每日 1 剂，每剂 2 煎，混匀，早晚饭后口服。

二十诊，2016年5月3日。

主诉：除右侧腰部困痛外，余无临床不适，腰部疼痛症状呈游走性，阵发性出现。

检查：舌质红，舌下瘀斑，脉沉、缓，唇裂纹。

诊断：阴虚血瘀，正气亏损。

治则：滋阴扶正，活血化瘀通络。

方药：

（1）三七 10g，土鳖虫 25g，狗脊 30g，骨碎补 30g，罗汉果 30g，麦冬 30g，香附 10g，没药 10g，草乌 10g，苍术 15g，陈皮 10g，威灵仙 30g。

服法：研粉，2 次 / 日，早晚饭后口服，15 日量。

（2）黄芪 30g、女贞子 30g，水煎频服，15 剂，每日 1 剂。

二十一诊，2016年5月17日。

主诉：现右胁及右髋部疼痛，活动后消失。

检查：舌下瘀，舌质红。

诊断：阴虚血瘀，正气亏损。

治法：同前。

方药：柴胡疏肝散加白芍30g、川厚朴10g。

服法：3剂，水煎服，每日1剂，每剂2煎，混匀，早晚饭后口服。

二十二诊，2016年6月7日。

主诉：现右胁及右髋部疼痛，活动后消失。

检查：舌下瘀，舌质红。

诊断：骨转移，阴虚血瘀，正气亏损。

治则：活血化瘀，通络止痛。

方药：三七（冲）12g，土鳖虫25g，狗脊30g，骨碎补30g，罗汉果30g，麦冬30g，生黄芪30g，女贞子20g，罂粟壳10g。

服法：3剂，水煎服，每日1剂，每剂2煎，混匀，早晚饭后口服。

二十三诊，2016年7月2日。

主诉：不思饮食，腰部困乏，大便不畅。

检查：舌红少津，脉细数。

诊断：肝阴虚，木克土。

治则：滋阴养胃，理气健脾。

方药：黄芪30g，女贞子30g，沙参30g，山楂20g，乌梅10g，红花6g，莪术10g，木香3g，蒲公英15g，丹参15g，甘草6g，白芍15g，当归10g，白术10g。

服法：15剂，水煎服，每日1剂，每剂2煎，混匀，早晚饭后口服。

二十四诊，2016年7月20日。

主诉：在此期间内，右腰部一直疼痛，因发愁吃药，右臀部及腰部外贴华夏灸膏药，感觉较好，纳呆。

检查：左大腿肿胀，舌质红绛。

诊断：肿瘤转移，压迫下肢静脉。

治则：活血化瘀，败毒消瘤。

方药：自拟散肿消坚汤。

生黄芪30g，当归10g，黄芩10g，知母10g，黄柏10g，葛根15g，天花粉10g，黄连10g，三棱10g，莪术10g，白芍15g。

服法：3剂，水煎服，每日1剂，每剂2煎，混匀，早晚饭后口服。

【按】以上药物交替对症使用，隔月来诊。本例肝癌患者就诊时已行肝动脉栓塞术，主要症状是疼痛，面色晦暗，本人又清楚自己的病情，精神压力极大，致肝郁气滞，面色如同茄子皮，属毒邪深陷、正气极亏。

本案以软坚散结、扶正祛邪之法，适以对证，疗效满意，用三棱、莪术、炮甲珠破血通经、活血化瘀；以鳖甲、乳香、没药等软坚散结，止痛柔肝，故能抑制肝癌细胞的扩散，控制病情的发展而使体征改变，面色变得红润，后以柴胡疏肝散疏肝理气，扶正与攻邪并举，有效地维持了两年之久。该患者最后一次服药1月后病情加重而亡。共诊治两年的时间，由原来的疼痛，面色黧黑，变为正常光色，生活质量趋于正常人，知情人都认为是奇迹。由于患者满不在乎，经常通宵玩麻将，饮食不注意导致病情加重，值得借鉴！

注：该病例于《山西中医》2017年第6期《医案医话》一栏发表。

8. 张X，男，64岁，2016年6月15日初诊。

2016年5月17日山西省肿瘤医院PET/CT示：

（1）胆囊管癌术后，肝管中分化腺癌扩大，右半肝切除术后；

（2）腹膜后多发淋巴结转移；

（3）胆囊缺如，右半肝缺如，左半肝内多发性气体影；

（4）吻合口处未见异常占位影及异常PDG提取；

（5）后纵隔心影后方密度增高结节，FDG提取增高，考虑炎性；

（6）双颈1区及2区多发淋巴结，右侧心膈角处密度增高淋巴结，未见异常；

（7）FDG摄取，双腋下多发淋巴结，部分FDG提取轻度增高，均考虑炎性或反应性增生；

（8）双侧上颌窦炎性改变；

（9）椎体退行性改变，L3~L4、L4~L5及L5~S1椎间盘膨出。

初诊，2016年6月15日。

主诉：CT示腹膜后淋巴结肿大5cm×6cm，疼痛难忍，口服舒尔芬，8片/日，恶心。

既往史：胆囊管癌术后16年，肝左叶切除术后（胆肠吻合术）。

检查：消瘦，声音洪亮，精神充足，舌赤苔黄厚腻，脉弦。

诊断：肝癌，腹膜后淋巴结转移，肝火犯胃。

治则：疏肝益气，消肿止痛。

方药：

（1）麝香0.5g，木鳖子1g，炙草乌2g，枫香脂2g，醋乳香2g，醋没药2g，五灵脂3g，酒当归6g，地龙3g，香墨1g。

服法：研粉，2次/日，早晚饭后口服，5日量。

（2）黄芪30g，女贞子30g，沙参30g，山楂20g，乌梅10g，红花6g，莪术10g，木香3g，蒲公英15g，丹参15g，甘草6g，白芍15g，当归10g。

服法：水煎服，3剂，每日1剂，每剂2煎，早晚饭前口服。试验性用药。

二诊，2016年6月18日。

主诉：家属反映，服上药后，疼痛、恶心症状减轻。

检查：消瘦，声音洪亮，精神充足，舌赤苔黄厚腻，脉弦。

诊断：肝癌，腹膜后淋巴结转移，肝火犯胃。

治则：疏肝益气，消肿止痛。

方药：炮甲珠（冲）6g，三七粉（冲）6g，罂粟壳10g，砂仁10g，黄芪30，女贞子30g，沙参30g，山楂20g，乌梅10g，红花6g，莪术10g，木香3g，蒲公英15g，丹参15g，甘草6g，白芍15g，当归10g。

服法：3剂，水煎服，每日1剂，每剂3煎，混匀，早午晚饭后口服。

三诊，2016年6月21日。

主诉：症状好转，16年前行胆肠吻合术，现背痛，腹膜后淋巴转移。

检查：舌赤苔腻，脉弱关弦。

诊断：中焦不和，肝郁气滞。

治则：芳香化湿，疏肝理气。

方药：

（1）芍药甘草汤加味。

炮甲珠（冲）6g，罂粟壳10g，砂仁10g，半夏

10g，檀香 10g，佛手 10g，炒白芍 30g，炙甘草 10g，黄芪 30g，女贞子 30g。

服法：3 剂，水煎服，每日 1 剂，每剂 2 煎，混匀，早晚饭后口服。

（2）麝香 0.5g，木鳖子 1g，炙草乌 2g，枫香脂 2g，醋乳香 2g，醋没药 2g，五灵脂 3g，酒当归 6g，地龙 3g，香墨 1g。

服法：研粉，2 次 / 日，早晚饭后口服，5 日量。

四诊，2016年6月25日。

主诉：食欲较好，恶心已除。

检查：脉缓，舌淡红，精神好。

诊断：肝癌，腹膜后淋巴结转移，肝火犯胃。

治则：扶正祛邪，软坚止痛。

方药：

（1）芍药甘草汤加味。

炮甲珠（冲）6g，罂粟壳 10g，砂仁 10g，半夏 10g，檀香 10g，佛手 10g，炒白芍 30g，炙甘草 10g，黄芪 30g，延胡索 15g，女贞子 30g。

服法：3 剂，水煎服，每日 1 剂，每剂 2 煎，混匀，早晚饭后口服。

（2）麝香 0.5g，木鳖子 1g，炙草乌 2g，枫香脂 2g，醋乳香 2g，醋没药 2g，五灵脂 3g，酒当归 6g，地龙 3g，香墨 1g。

服法：研粉，2次/日，早晚饭后口服，5日量。

五诊，2016年6月28日。

主诉：症状继续好转，服药时已停用止痛药。

检查：脉缓，舌淡红，精神好。

诊断：服药效著，继续巩固。

治则：同上。

方药：

（1）炮甲珠（冲）6g，罂粟壳10g，砂仁10g，半夏10g，檀香10g，佛手10g，炒白芍30g，炙甘草10g，黄芪30g，延胡索15g，女贞子30g，香橼30g。

服法：3剂，水煎服，每日1剂，每剂2煎，混匀，早晚饭后口服。

（2）麝香0.5g，木鳖子1g，炙草乌2g，枫香脂2g，醋乳香2g，醋没药2g，五灵脂3g，酒当归6g，地龙3g，香墨1g。

服法：研粉，2次/日，早晚饭后口服，5日量。

六诊，2016年7月12日。

主诉：每日止痛药减少1次，左侧胁痛，大便畅。

检查：舌质淡红，苔花白腻，脉缓。

诊断：肝癌，腹膜后淋巴结转移，脾胃不和。

治则：扶正祛邪，活血止痛，健脾和胃。

方药：罂粟壳15g，延胡索15g，莪术15g，砂仁

15g，红参 15g，西洋参 15g，五味子 10g，白芍 15g，炙甘草 5g，炮甲珠 15g，青皮 10g，郁金 15g。

服法：研粉，2 次 / 日，早晚饭后口服，10 日量。

七诊，2016年7月23日。

主诉：进食尚好，咽干，疼痛转轻。

检查：舌质淡红，苔花白腻，脉缓。

诊断：肝癌，腹膜后淋巴结转移，脾胃不和。

治则：扶正祛邪，活血止痛，健脾和胃。

方药：

（1）罂粟壳 15g，延胡索 15g，莪术 15g，砂仁 15g，红参 15g，西洋参 15g，五味子 10g，炒白芍 15g，甘草 5g，炮甲珠 15g，青皮 10g，郁金 15g，生黄芪 30g，女贞子 30g，罗汉果 30g。

服法：研粉，2 次 / 日，早晚饭后口服，10 日量。

（2）点舌丸 36 粒 ×1 瓶，2 粒 / 次，3 次 / 日，饭后口服。

八诊，2016年7月30日。

主诉：近来疼痛较缓解，睡眠差，饮食尚好。

检查：脉缓双溢，舌淡苔腻，舌下瘀。

诊断：肝郁气滞，心肾不交，脾胃不和。

治则：疏肝理气，养血安神，和解脾胃。

方药：罂粟壳 15g，延胡索 15g，莪术 15g，砂仁 15g，红参 15g，西洋参 15g，五味子 10g，白芍 15g，炙甘草 5g，炮甲珠 15g，青皮 10g，郁金 15g。

服法：研粉，2 次 / 日，早晚饭后口服，10 日量。

九诊，2016年8月9日。

主诉：食欲不振，疼痛有所减轻。

检查：面泽，舌暗紫，舌下瘀，脉涩。

诊断：气血瘀阻，木克土。

治则：活血化瘀，扶土抑木。

方药：

（1）龟甲胶、鹿角胶各 50g，红参 15g，西洋参 15g，三七 10g，桃仁 10g，红花 10g，麦冬 15g，砂仁 10g，水蛭 10g，罂粟壳 30g，炮甲珠 15g。

服法：研粉，2 次 / 日，早晚饭后口服，10 日量。

（2）黄芪 30g，女贞子 30g，沙参 30g，山楂 20g，乌梅 10g，红花 6g，莪术 10g，木香 3g，蒲公英 15g，丹参 15g，甘草 6g，白芍 15g，当归 10g。

服法：水煎服，10 剂，每日 1 剂，每剂 2 煎，饭前口服。

（2）西黄丸 3g × 10 瓶 × 2 盒，3g/ 次，2 次 / 日，口服。

【按】该患者肝癌，腹膜后淋巴结转移，胆囊管癌术后，肝管中分化腺癌扩大右半肝切除术后，来诊时生命已经衰竭，肿瘤医院不再接收，找中医保守对症治疗，不但减少了疾病痛苦，而且延长了 5 月生命，超过了家属的预期。

第 7 章 肺癌

1. 王 X，女，70 岁，2011 年 1 月 22 日初诊。

主诉：肺癌胸腔积液，化疗 2 次，已 2 月。现大便不畅，里急后重，恶心 1 月余。

检查：舌暗赤苔腻，脉细。

诊断：气血亏损，湿热下注。

治则：清理湿热，益气润肠。

方药：黄芪 30g，何首乌 30g，当归 10g，桃仁 10g，白芍 30g，西洋参 10g，番泻叶 5g，砂仁 10g。

服法：2 剂，水煎服，每日 1 剂，每剂 2 煎，混匀，早晚饭后口服。

二诊，2011年1月29日。

主诉：里急后重感减轻，其子要求对症用药。

检查：舌暗赤苔腻，脉细。

诊断：气血亏损，湿热下注。

治则：清理湿热，益气润肠。

（1）木香3g，甘草10g，升麻3g，黄芪30g，何首乌30g，当归10g，桃仁10g，白芍30g，西洋参10g，番泻叶5g，砂仁10g。

服法：2剂，水煎服，每日1剂，每剂2煎，混匀，早晚饭后口服。

（2）龟甲胶、鹿角胶、西洋参、砂仁各30g。

服法：研粉，2次/日，早晚饭后口服，5日量。

【按】肺与大肠相表里，肺经受邪，必牵涉大肠经，从而出现一系列大肠不适表现。土生金，子病及母，故肺病必影响到脾胃，从而出现恶心之象。再者，化疗对胃有极强的刺激作用，故首当消除胃不适症状。另“行血则便脓自愈，调气则后重自除”，故以木香、槟榔消除后重，以砂仁理气和胃，西洋参、黄芪补益胃气，扶正达到祛邪之目的，从而消除了机体的不良反应，改善了临床症状，恶心消除，大便顺畅。

2.胡X，男，80岁，2005年11月1日初诊。

主诉：肺癌伴右侧胸腔大量积液1年，曾抽液2次，淡红色，转移性颈部淋巴结肿大，切片可见癌细胞（报告单），时时干咳，二便、进食可，一般情况尚好。

检查：舌淡，脉滑。

诊断：痰毒积肺。

治则：止咳利水、解毒清肺。

方药：三甲粉（冲）10g，葶苈子（包）15g，冬瓜皮30g，石韦30g，水蛭10g，野菊花30g，黄芪50g，瓜蒌30g，白花蛇舌草30g，桃仁10g，浙贝母10g。

服法：5剂，水煎服，每日1剂，每剂2煎，混匀，早晚饭后口服。

二诊，2005年11月8日。

主诉：服11月1日药后，呼吸显著改善，服药后大便增为每日3~4次。

检查：舌淡苔微白，六脉滑弦。

诊断：支饮咳嗽，痰毒积肺。

治则：止咳利水，解毒清肺。

方药：三甲粉（冲）10g，葶苈子（包）15g，冬瓜皮30g，石韦30g，水蛭10g，野菊花30g，黄芪50g，瓜蒌30g，白花蛇舌草30g，桃仁10g，浙贝母10g，苍术15g。

服法：5剂，水煎服，每日1剂，每剂2煎，混匀，早晚饭后口服。

三诊，2005年11月15日。

主诉：卧咳已显著减轻，气畅，可上50级台阶，精神、饮食均好，大便稀，4~5次/日，左胁下有痛感。

检查：舌淡红润，苔微白腻，脉浮滑。

诊断：支饮咳嗽，肺痈气虚。

治则：止咳利水，益气消痈。

方药：11月8日方易瓜蒌为郁金12g、增延胡索10g。

服法：5剂，水煎服，每日1剂，每剂2煎，混匀，早晚饭后口服。

四诊，2005年11月22日。

主诉：呼吸平稳，可做保健操一段，大便每日3~4次，小便每夜2次，晚餐后小腹胀满。

检查：舌下静脉瘀阻，脉浮双关弦，舌微暗。

诊断：肝郁气滞。

治则：疏肝理气，抗毒消肿。

方药：

（1）自拟肺癌方。

延胡索12g，郁金12g，浙贝母15g，苍术15g，三甲粉（冲）10g，葶苈子（包）15g，冬瓜皮30g，水蛭10g，野菊花30g，黄芪50g，白花蛇舌草30g，薏苡仁30g，桃仁10g，石韦20g，川楝子15g。

服法：5剂，2日1剂，水煎服，每剂3煎，混匀，日2次，早晚饭后口服。

（2）净全虫30g，三七粉30g，血竭30g。

服法：研粉，2 次 / 日，早晚饭后口服，10 日量。

五诊，2005年12月6日。

主诉：呼吸、饮食、精神均好。

检查：舌下瘀点已除，脉关弦，舌红。

诊断：肝郁气滞，阴虚。

治则：疏肝理气，滋阴养肺。

方药：

（1）自拟肺癌方再服 5 剂，服法不变。

（2）云南白药 0.25g × 16 粒 ×3 盒，2 粒 / 次，3 次 / 日，早中晚饭后口服。

（3）自制平消丸 9g × 30 丸；从 1/2 丸 / 次开始，逐渐加至 1 丸 / 次，2 次 / 日。（备注：平消丸主要由延胡索、郁金、牛膝、仙鹤草组成，可有不同剂型。根据患者喜好，制成散剂、丸剂、胶囊剂。自制胶囊为 0.5g/ 粒，自制药丸为 9g/ 丸。）

（4）净全虫 20g，三七 30g，血竭 30g。

服法：研粉，2 次 / 日，早晚饭后口服，10 日量。

六诊，2005年12月27日。

主诉：呼吸平稳，进食好，大便每日 3 次，可上 50 级台阶，经医院病检，左锁骨上淋巴结肿大两处均为低分化乳头状腺癌转移。

检查：六脉沉。

诊断：肺癌，锁骨淋巴结转移，正气不足症。

治则：益气抗肿。

方药：

（1）自拟肺癌方加味。

延胡索12g，郁金12g，苍术15g，三甲粉（冲）10g，葶苈子（包）15g，冬瓜皮30g，水蛭10g，生黄芪30g，白花蛇舌草30g，薏苡仁30g，石韦20g，川楝子15g，浙贝母15g，野菊花30g，桃仁10g，蜂房15g。

服法：7剂，2日1剂，水煎服，每剂3煎，混匀，日2次，早晚饭后口服。

（2）净全虫40g，三七100g，血竭40g。

服法：研粉，2次/日，早晚饭后口服，20日量。

（3）云南白药胶囊0.25g×16粒 ×3盒，1粒/次，3次/日，早中晚饭后口服。

（4）自制平消丸9g×40丸，1丸/次，2次/日，早晚饭后口服。

七诊，2006年1月5日。

主诉：2005年12月30日来电，气不顺，建议住院处理。2006年1月5日下午，其子带x线检查示，有胸腔积液，已住院处理。2005年12月27日带回时的药可继续服用。

【按】西医认为肿瘤可压迫、阻断淋巴回流，致使胸腔中蛋白质积累导致胸腔积液。肝硬化门静脉高压常有低蛋白血症，血浆胶体渗透压降低可产生漏出液，当有腹水时，又可通过膈肌先天性缺损或经淋巴管而引起胸腔积液。

中医认为胸腔积液属支饮范畴，应以温脾补肾、温化水饮为治则。该患者年老气衰，肾气衰退，故需要补益正气，再用适量三甲粉、破瘀软坚，乃攻克之意，葶苈子泻肺，《金匮要略》云："肺痈喘不得卧，葶苈大枣泻肺汤主之"，石韦、冬瓜皮利水；用全虫、水蛭等血肉有情之品攻毒。诸药共济，达到了很好的医疗效果。该患者治疗2月，疗效满意，但是因为其他家庭原因，突然身亡。

3. 郭X，男，73岁，2008年5月29日初诊。

主诉：咳嗽、咯血、咽部不适3个月。

检查：脉浮，舌淡红，苔少。

诊断：肺阴虚咳嗽。

治则：滋补肺阴，止咳止血。

方药：百合固金汤加味。

甘草6g，二地各15g，麦冬10g，百合20g，白芍10g，当归10g，浙贝母12g，玄参15g，桔梗10g，白及10g，三七（冲）10g，藕节30g，太子参30g，阿胶15g（烊化）。

服法：3剂，水煎服，每日1剂，每剂2煎，混匀，早晚饭后口服。

二诊，2010年4月24日。

主诉：肺癌确诊1月，化疗后便秘1周，2010年4月23日结束化疗。

检查：舌燥、音哑、脉弦，脉律匀，苔薄黄。

诊断：血虚肠燥，津液亏耗。

治则：补益气血、润肠。

方药：何首乌30g，番泻叶6g，当归10g，桃仁10g，柏子仁15g，白术30g，党参30g，黄芪30g，太子参30g，佩兰叶15g，砂仁10g，郁李仁15g。

服法：2剂，水煎服，每日1剂，每剂2煎，混匀，饭后早晚口服。

【按】服后，当日即便畅。

三诊，2010年4月27日。

主诉：便畅，咯血。

检查：面色枯白，舌赤，脉弦。

诊断：气虚血燥、津液亏耗。

治则：养血润燥止血。

方药：

（1）何首乌30g，番泻叶6g，当归10g，桃仁10g，柏子仁15g，白术30g，党参30g，黄芪30g，太子参30g，佩兰叶15g，砂仁10g，郁李仁15g，藕节30g，白及粉6g（冲）。

服法: 3剂，水煎服，每3日2剂，每剂3煎，混匀日2次，饭后早晚口服。

（2）云南白药胶囊0.25×16粒 ×1盒，2粒/次，3次/日，早中晚饭后口服。

四诊，2010年5月4日。

主诉: 咯血已清，便畅，伴有带状疱疹2日。

检查: 舌赤苔燥，脉虚，毛发无光泽。

诊断: 气虚血燥，正气不足。

治则: 养血润燥，抗毒止血。

方药:

（1）何首乌30g，番泻叶6g，当归10g，桃仁10g，柏子仁15g，白术30g，党参30g，黄芪30g，太子参30g，佩兰叶15g，砂仁10g，郁李仁15g，藕节30g，紫草10g。

服法: 3剂，水煎服，每3日2剂，每剂3煎，混匀，日2次，早晚饭后口服。

（2）白及粉18g，3g/日，冲服。

【按】近期临床症状稳定。

五诊，2010年7月17日。

主诉：偶尔咯血，余无临床症状，肺癌化疗过4次。

检查：脉弱，面色萎黄，舌淡。

诊断：正气不足，肺癌咯血。

治则：补气止血。

方药：

（1）白及12g，三七12g，云南白药12g（备注：即云南白药粉剂，4g/瓶）。

服法：研粉，各1g/日，分两次饭后口服。

（2）藕节30g，黄芪30g，玉竹30g，茯苓15g，白花蛇舌草30g。

服法：5剂，水煎服，每3日2剂，每剂3煎，混匀，饭后早晚口服。

六诊，2010年7月26日。

主诉：咳嗽有痰，咯血减，肺癌，喉转移。

检查：脉沉弱，舌淡。

诊断：阴虚咳嗽，肺癌咯血。

治则：润肺，止咳止血。

方药：三七10g，白及30g。

服法：研粉，2次/日，早晚饭后口服，10日量。

七诊，2010年9月26日。

主诉：服完上药已经2月，期间无症状，现咳嗽多痰，喉不利，肺、喉癌。

检查：脉沉弱，舌淡。

诊断：阴虚咳嗽，肺痈。

治则：润肺止咳，止血消瘤。

方药：川贝母 20g，白及 20g，云南白药 12g。

服法：研细粉，2 次 / 日，早晚饭后口服，10 日量。

八诊，2010年10月14日。

主诉：痰已经减少，咽喉清利，偶尔咳嗽带血。

检查：脉沉弱，舌淡。

诊断：阴虚咳嗽，肺痈。

治则：润肺止咳，止血消瘤。

方药：胆南星 20g，川贝母 20g，白及 20g，云南白药 20g，蛤蚧、炒紫苏子、瓜蒌子、杏仁、麻黄、石膏、甘草、紫菀、炙鳖甲、黄芩、麦冬、黄连、百合各 10g。

服法：研粉，2 次 / 日，早晚饭后口服，15 日量。

九诊，2010年11月4日。

主诉：咳嗽、咳痰，痰不利，乏力。

检查：脉弱，舌赤。

诊断：肺癌，气血亏损。

治则：止血定喘。

方药：胆南星 20g，川贝母 20g，红参 30g，白及 20g，云南白药 20g，蛤蚧、炒紫苏子、瓜蒌子、杏仁、麻黄、石膏、甘草、紫菀、炙鳖甲、黄芩、麦冬、黄连、百合各10g。

服法：研粉，2次/日，饭后口服，15日量。

十诊，2010年11月20日。

主诉：右支气管肺癌，生活正常，动则气逆，咳嗽，左肺有结节。

检查：脉弱，舌淡，面色淡。

诊断：气血亏损，肺痈咳嗽。

治则：扶正，填精益髓，止咳止血。

方药：西洋参30g，白及20g，云南白药10g，炮甲珠20g，川贝母30g，龟甲胶、鹿角胶各45g。

服法：研粉，2次/日，早晚饭后口服，10日量。

十一诊，2010年12月4日。

主诉：临床稳定，时有咳嗽。

检查：脉弱，舌淡苔白。

诊断：气血亏损，肺痈咳嗽。

治则：扶正，填精益髓，止咳止血。

方药：蛤蚧、炒紫苏子、瓜蒌子、杏仁、麻黄、石膏、甘草、紫菀、炙鳖甲、黄芩、麦冬、黄连、百合、乳香、没药各10g，牛黄1g，麝香1g。

服法：研粉，2次/日，早晚饭后口服，10日量。

十二诊，2010年12月16日。

主诉：咳喘气逆，精神差，不能下地活动。

检查：脉弱，舌光无苔，语声低微。

诊断：正气大亏，邪盛正衰，金不生水而肾气枯竭。

治则：软坚散结。

方药：

（1）蛤蚧散加味。

蛤蚧、炒苏子、瓜蒌子、杏仁、麻黄、石膏、甘草、紫菀、炙鳖甲、黄芩、麦冬、黄连、百合、乳香、没药各10g，牛黄1g，麝香1g，云南白药8g。

服法：研粉，2次/日，早晚饭后口服，10日量。

（2）薏苡仁300g，30g/日，煮食。

【按】本例发现患病时以咯血丝痰、干咳为主要病症，属肺阴虚，极似肺痨病症，经现代医疗手段确诊为肺癌，故治疗应以滋阴为首选，以百合固金汤滋阴润肺，对症消除临床症状。在其2年的治疗过程中虽然接受了西医的10余次化疗，但是干咳症状一直存在，后期的体质已经不能接受化疗治疗。云南白药有极好的止血抗癌效果，用之对症。蛤蚧有补益脾肺之功，再者患病已2年之久，加之年老体弱，很需要人参、西洋参等大补元气之品扶正。胶类血肉有情之品加强亲和力，共达抗邪益气之作用，极大地提升了机体的生活质量，从2008年发现肺部异常，到2010年4月确诊，陆续服药8月，基本没有受病痛折磨，可以说中药起到了极大的作用。

4. 马X，男，70岁，2015年6月23日初诊。

主诉：右上肺癌，省肿瘤医院住院3日，出院带药1月，现不思饮食，睡下则气顺，口干，咳，已不能手术。

检查：舌质红，裂，苔花剥，舌下无瘀，音粗，脉浮有力。

诊断：肺癌，脾气阴两虚。

治则：健脾止咳，理气泻火。中药对症，配合肿瘤医院靶向治疗。

方药：四君子汤加味。

党参30g，白术10g，茯苓10g，炙甘草10g佛手25g，柿蒂15g，竹茹15g，黄连10g，沉香10g，砂仁10g，百合20g，川贝母10g，吴茱萸3g，生姜、大枣为引。

服法：3剂，水煎服，每日1剂，每剂2煎，混匀，早晚饭后口服。

二诊，2015年6月30日。

主诉：咳痰多臭味，胃呃逆较前好。

检查：舌质无裂，无花斑舌，脉数关弦。

诊断：肺癌，肝郁，脾虚。

方药：

（1）四君子汤合左金丸化裁。

党参30g，白术10g，茯苓10g，炙甘草10g，佛手25g，柿蒂15g，竹茹15g，黄连10g，沉香10g，砂仁10g，百合20g，川贝母10g，吴茱萸3g，生姜、大枣为引。

服法：3剂，水煎服，每日1剂，每剂2煎，混匀，早晚饭后口服。

（2）蛤蚧、炒苏子、瓜蒌子、杏仁、麻黄、石膏、甘草、紫菀、炙鳖甲、黄芩、麦冬、黄连、百合各10g，黄芪60g，女贞子60g，云南白药8g。

服法：研粉，2次/日，早晚饭后口服，10日量。

注：病情稳定8个月，症状减轻，1月后病情突然恶化而亡。

5. 王X，女，58岁，2006年12月26日初诊。

主诉：肺癌无法手术，咳嗽，便秘，进食可。

检查：舌燥，唇裂，尖红，面部布满黑色斑点（曾输血所致）。

诊断：肺癌，燥症，心火旺。

治则：润肺止咳，滋阴败毒。

方药：自拟消瘤汤。

茯苓20g，土贝母15g，柴胡12g，草河车12g，马兜铃10g，山慈菇15g，野菊花30g，百合30g，罂粟壳10g，黄芪30g，沙参30g，浙贝母15g，瓜蒌30g。

服法：3剂，水煎服，每日1剂，每剂2煎，混匀，早晚饭后口服。

二诊，2006年12月30日。

主诉：症状照旧，无变化。

检查：舌燥，唇裂，尖红，面部布满黑色斑点（曾输血所致）。

诊断：肺癌，燥症，心火旺。

治则：润肺止咳，滋阴败毒。

方药：自拟消瘤汤加味。

茯苓20g，土贝母15g，柴胡12g，草河车12g，马兜铃10g，山慈菇15g，野菊花30g，百合30g，罂粟壳10g，黄芪30g，沙参30g，浙贝母15g，瓜蒌30g，三七粉（冲）6g，炮甲珠粉（冲）6g。

服法：3剂，水煎服，每日1剂，每剂2煎，混匀，早晚饭后口服。

三诊，2007年1月6日。

主诉：症状同2006年12月26日，便秘较轻，唇裂愈，咳嗽甚。

检查：结膜充血，舌燥，尖红，脉虚，右寸浮。

诊断：肺癌，燥症，心火旺，肺虚咳嗽。

治则：润肺止咳，滋阴败毒。

方药：自拟消瘤汤加味。

茯苓 20g，土贝母 15g，柴胡 12g，草河车 12g，马兜铃 10g，山慈菇 15g，野菊花 30g，百合 30g，罂粟壳 10g，黄芪 30g，沙参 30g，浙贝母 15g，瓜蒌 30g，炮甲珠粉（冲）6g，三七粉（冲）6g。

服法：3 剂，水煎服，每日 1 剂，每剂 2 煎，混匀，早晚饭后口服。

四诊，2007年1月23日。

主诉：肺癌咳嗽。

检查：舌赤苔燥，脉浮无力。

诊断：肺气虚弱，痈毒亢盛。

治则：润肺止咳，滋阴败毒。

方药：自拟消瘤汤化裁。

佛手 10g，竹茹 20g，砂仁 10g，何首乌 30g，肉苁蓉 30g，土贝母 15g，浙贝母 15g，山慈菇 30g，野菊花 30g，马兜铃 10g，紫草 12g，黄芪 30g，百合 30g，罂粟壳 10g。

服法：3 剂，水煎服，每日 1 剂，每剂 2 煎，混匀，早晚饭后口服。

五诊，2007年2月1日。

主诉：肺癌晚期，纳呆。

检查：舌赤苔燥，脉浮无力。

诊断：肺气虚弱，痈毒亢盛。

治则：润肺止咳，滋阴败毒。

方药

（1）复方鲜竹沥口服液 10ml×10 支 ×2 盒，1 支 / 次，2 次 / 日，饭后口服。

小金丸 1.2g×2 瓶 ×10 盒，1.2g / 次，2 次 / 日，饭后口服；

云南白药胶囊 0.25g×16 粒 ×2 盒，2 粒 / 次，2 次 / 日，饭后口服。

（2）自拟消瘤汤化裁。

佛手 10g，竹茹 20g，砂仁 10g，何首乌 30g，肉苁蓉 30g，土贝母 15g，浙贝母 15g，山慈菇 30g，野菊花 30g，马兜铃 10g，紫草 12g，黄芪 30g，百合 30g，罂粟壳 10g，三甲粉（冲）15g。

服法：3 剂，水煎服，每日 1 剂，每剂 2 煎，混匀，早晚饭后口服。

六诊，2007年2月10日。

主诉：咳嗽减轻，晨咳黄痰，偶有血丝，进食尚好。

检查：舌赤苔薄黄，脉弱，面色萎黄，有黑斑。

诊断：肺癌晚期，肺痈咳嗽咯血，肺燥症。

治则：润肺消肿，补气止咳，抗毒止血。

方药：自拟消瘤汤化裁。

佛手 15g，竹茹 15g，砂仁 12g，肉苁蓉 30g，野菊花 30g，马兜铃 12g，百部 12g，山慈菇 30g，炮甲珠粉（冲）15g，藕节 30g，芦根 30g，罂粟壳 10g，黄芪 30g，生地 20g，佩兰叶 15g。

服法：5 剂，水煎服，每日 1 剂，每剂 2 煎，混匀，早晚饭后口服。

七诊，2007年3月6日。

主诉：临床良好，咳嗽减，血丝未见，饮食好。

检查：舌赤苔薄黄，脉弱，面色萎黄，有黑斑。

诊断：肺癌晚期，肺燥咳嗽。

治则：润肺消肿，补气止咳，祛邪抗毒。

方药：自拟消瘤汤化裁。

佛手 15g，竹茹 15g，砂仁 12g，肉苁蓉 30g，野菊花 30g，马兜铃 12g，百部 12g，山慈菇 30g，炮甲珠粉（冲）15g，藕节 30g，芦根 30g，罂粟壳 10g，黄芪 30g，生地 20g，佩兰叶 15g，浙贝母 15g。

服法：5 剂，水煎服，每日 1 剂，每剂 2 煎，混匀，早晚饭后口服。

八诊，2007年3月22日。

主诉：干咳少痰，余同 3 月 6 日。

检查：舌赤苔薄黄，脉弱，面色萎黄，有黑斑。

诊断：正气不足，肺气亏虚，邪毒亢盛。

治则：扶正益肺，抗毒消瘤。

方药：自拟消瘤汤化裁。

白前12g，沙参30g，橘络10g，天冬15g，黄芪30g，前胡12g，仙鹤草30g，瓜蒌30g，桔梗10g，紫草10g，马兜铃10g，蜂房10g，山慈菇10g，炮甲珠（冲）6g，三七粉（冲）6g。

服法：5剂，水煎服，每日1剂，每剂2煎，混匀，早晚饭后口服。

九诊，2007年4月1日。

主诉：稍有干咳症状，口干目涩。

检查：舌赤苔薄黄，脉弱。

诊断：肺燥咳嗽，津液亏损，正气亏虚。

治则：润肺止咳，益气生津，消肿败毒。

方药：自拟消瘤汤化裁。

白前12g，沙参30g，橘络10g，天冬15g，黄芪30g，前胡12g，仙鹤草30g，瓜蒌30g，桔梗10g，紫草10g，马兜铃10g，蜂房10g，山慈菇10g，炮甲珠（冲）6g，三七粉（冲）6g，白茅根30g，野菊花30g。

服法：5剂，水煎服，每日1剂，每剂2煎，混匀，早晚饭后口服。

十诊，2007年4月19日。

主诉：临床良好，唯口干。

检查：舌赤苔黄燥，脉弱。

诊断：肺燥症，气阴两虚。

治则：润燥益气，滋阴补肺，消肿败毒。

方药：自拟消瘤汤化裁。

白前 12g，沙参 30g，橘络 10g，天冬 15g，黄芪 30g，前胡 12g，仙鹤草 30g，瓜蒌 30g，桔梗 10g，紫草 10g，马兜铃 10g，蜂房 10g，山慈菇 10g，炮甲珠（冲）6g，三七粉（冲）6g，白茅根 30g，野菊花 30g，麦冬 15g，天花粉 15g。

服法：5 剂，水煎服，每日 1 剂，每剂 2 煎，混匀，早晚饭后口服。

十一诊，2007年5月1日。

主诉：症状同前，肺癌晚期，临床良好。

检查：舌淡红，苔润，脉缓，面色较淡。

诊断：肺癌晚期，症状稳定。

治则：扶正抗毒，养肺消瘤。

方药：自拟消瘤汤化裁。

白前 12g，沙参 30g，橘络 10g，天冬 15g，黄芪 30g，前胡 12g，仙鹤草 30g，瓜蒌 30g，桔梗 10g，紫草 10g，马兜铃 10g，蜂房 10g，山慈菇 10g，炮甲珠（冲）6g，三七粉（冲）6g，白茅根 30g，野菊花 30g，麦冬 15g，天花粉 15g，枳实 15g。

服法：5 剂，水煎服，每日 1 剂，每剂 2 煎，混匀，早

晚饭后口服。

十二诊，2007年5月15日。

主诉：临床稳定，可干一般家务活。

检查：舌淡红，苔润，脉缓，面色较淡。

诊断：肺癌晚期，症状稳定。

治则：扶正抗毒，养肺消瘤。

方药：白前12g，沙参30g，橘络10g，天冬15g，黄芪30g，前胡12g，仙鹤草30g，瓜蒌30g，桔梗10g，紫草10g，马兜铃10g，蜂房10g，山慈菇10g，炮甲珠（冲）6g，三七粉（冲）6g，白茅根30g，野菊花30g，麦冬15g，天花粉15g，鸡内金30g，半夏10g。

服法：5剂，水煎服，每日1剂，每剂2煎，混匀，早晚饭后口服。

十三诊，2007年5月29日。

主诉：偶尔有恶心，大便偶尔有黏液。

检查：淡红舌，苔白腻，右关脉弦。

诊断：脾运不佳，肠胃失和，正邪相争。

治则：健脾和胃，消肿败毒。

方药：自拟消瘤汤化裁。

白前12g，沙参30g，橘络10g，天冬15g，黄芪30g，前胡12g，仙鹤草30g，瓜蒌30g，桔梗10g，紫草10g，马兜铃10g，砂仁10g，山慈菇10g，炮甲珠（冲）6g，三七粉（冲）6g，白茅根30g，野菊花30g，麦冬15g，天花粉15g，鸡内金30g，半夏10g，酒炒白芍30g。

服法：5剂，水煎服，每日1剂，每剂2煎，混匀，早晚饭后口服。

十四诊，2007年6月12日。

主诉：症同十二诊、十三诊，自觉咽干，咳嗽。

检查：舌赤苔少，脉细数。

诊断：阴虚咳嗽。

治则：滋阴润肺，败毒消瘤。

方药：自拟消瘤汤化裁。

白前12g，沙参30g，橘络10g，天冬15g，黄芪30g，前胡12g，仙鹤草30g，瓜蒌30g，桔梗10g，紫草10g，马兜铃10g，砂仁10g，山慈菇10g，炮甲珠（冲）6g，三七粉（冲）6g，白茅根30g，野菊花30g，麦冬15g，天花粉15g，鸡内金30g，半夏10g，酒炒白芍30g，百部15g，浙贝母15g，芦根30g。

服法：5剂，水煎服，每日1剂，每剂2煎，混匀，早晚饭后口服。

十五诊，2007年6月26日。

主诉：症同十四诊，口咽燥干，伴有干呕。

检查：舌赤苔少，脉细数。

诊断：阴虚咳嗽。

治则：滋阴润肺，败毒消瘤，降逆止呕。

方药：百合固金汤化裁。

枳实 10g，二地各 15g，麦冬 10g，知母 10g，牛膝 15g，百合 30g，玄参 15g，川贝母 10g，桔梗 10g，当归 10g，白芍 15g，芦根 30g，沙参 30g，百部 15g，三甲粉（冲）15g，石斛 15g。

服法：5 剂。水煎服，每日 1 剂，每剂 2 煎，混匀，早晚饭后口服。

十六诊，2007年7月7日。

主诉：夜半咳嗽，稀痰，无血丝，进食较差，四肢乏力，二便可。

检查：舌微淡，脉涩有力。

诊断：脾运不佳，肺虚咳嗽。

治则：补脾益胃，补肺止咳。

方药：紫菀汤化裁。

紫菀 10g，川贝母 10g，半夏 10g，桔梗 10g，枳壳 10g，杏仁 10g，紫苏子 10g，甘草 10g，二冬各 12g，白芍 12g，沙参 30g。

服法：7 剂，水煎服，每日 1 剂，每剂 2 煎，混匀，早晚饭后口服。

【按】初诊至今已整 7 个月。

十七诊，2007年7月19日。

主诉：频咳，余同前。

检查：舌淡，脉涩有力。

诊断：肺气亏虚，邪气亢盛。

治则：补肺止咳，败毒消肿。

方药：百合固金汤合二陈汤化裁。

百合30g，葶苈子（包）10g，莱菔子10g，麻黄10g，白芍10g，甘草10g，桔梗10g，五味子10g，半夏10g，陈皮10g，黄芪30g，金银花30g，川贝母10g，桃仁10g，杏仁10g，百部10g，罂粟壳10g，三甲粉10g（冲）。

服法：7剂，水煎服，每日1剂，每剂2煎，混匀，早晚饭后口服。

十八诊，2007年7月21日。

主诉：肺癌频咳。

检查：舌淡红少苔，脉细数。

诊断：阴虚咳嗽。

治则：滋阴止咳。

方药：

（1）百合固金汤化裁。

百合30g，浙贝母10g，生黄芪30g，百部10g，桔梗10g，防风10g，白术10g，熟地10g，陈皮10g，甘草10g，鳖甲粉（冲）10g。

服法：3剂，水煎服，每日1剂，每剂2煎，混匀，早

晚饭后口服。

（2）云南白药胶囊 0.25×16 粒 ×1 盒，2 粒 / 次，2 次 / 日，早晚饭后口服。

十九诊，2007年7月24日。

主诉：频咳，肺癌晚期。

检查：舌赤无苔，脉数，毛发枯萎。

诊断：肺阴亏虚，邪气亢盛。

治则：止咳润肺，益气消痈。

方药：千金苇茎汤化裁。

罂粟壳 15g，芦根 30g，百部 10g，冬瓜子 30g，薏苡仁 30g，葶苈子（包）10g，黄芪 30g，麻黄 6g，沙参 30g。

服法：3 剂，水煎服，每日 1 剂，每剂 2 煎，混匀，早晚饭后口服。

二十诊，2007年7月28日。

主诉：频咳似觉减轻。

检查：舌赤无苔，脉数，毛发枯萎。

诊断：肺阴亏虚，邪气亢盛。

治则：止咳润肺，益气消痈。

方药：千金苇茎汤化裁。

罂粟壳 15g，芦根 30g，百部 10g，冬瓜子 30g，薏苡仁 30g，葶苈子（包）10g，黄芪 30g，麻黄 6g，沙参

30g，杏仁 10g，甘草 10g，桃仁 10g，葛根 15g，红参 10g。

服法：3 剂，水煎服，每日 1 剂，每剂 2 煎，混匀，早晚饭后口服。

二十一诊，2007年7月31日。

主诉：症同十七诊，频咳。

检查：舌淡，脉涩有力。

诊断：肺气亏虚，邪气亢盛。

治则：补肺止咳，败毒消肿。

方药：百合固金汤合二陈汤合三子养亲汤化裁。

百合 30g，葶苈子（包）10g，莱菔子 10g，麻黄 10g，白芍 10g，甘草 10g，桔梗 10g，五味子 10g，半夏 10g，陈皮 10g，黄芪 30g，金银花 30g，川贝母 10g，桃仁 10g，杏仁 10g，百部 10g，罂粟壳 10g，三甲粉（冲）10g，陈皮 10g，砂仁 10g。

服法：3 剂，水煎服，每日 1 剂，每剂 2 煎，混匀，早晚饭后口服。

二十二诊，2007年8月2日。

主诉：唯纳呆，味觉差，咳嗽减。

检查：舌淡，脉涩有力，右关脉弦。

诊断：肺气亏虚，邪气亢盛，子病及母。

治则：补肺止咳，败毒消肿，健脾和胃。

方药：百合固金汤合二陈汤合三子养亲汤化裁。

百合30g，葶苈子（包）10g，莱菔子10g，麻黄10g，白芍10g，甘草10g，桔梗10g，五味子10g，半夏10g，陈皮10g，黄芪30g，金银花30g，川贝母10g，桃仁10g，杏仁10g，百部10g，罂粟壳10g，三甲粉（冲）10g，陈皮10g，砂仁10g，焦三仙各15g，白术10g，枳实10g。

服法：3剂，水煎服，每日1剂，每剂2煎，混匀，早晚饭后口服。

二十三诊，2007年8月10日。

主诉：咳嗽甚，不思进食，卧床不起。家属代言，要求服药。

诊断：病情加重，生命垂危。

治则：健脾、益气、扶正。

方药：

（1）百合固金汤化裁。

款冬花15g，瓜蒌15g，栀子10g，百合30g，知母10g，桔梗10g，麦冬10g，黄芪30g，浙贝母10g，白花蛇舌草30g，龟甲、鳖甲粉各20g（冲）。

服法：3剂，水煎服，每日1剂，每剂2煎，混匀，早晚饭后口服。

（2）煮吃薏苡仁、百合各100g，分3日煮吃。

【按】肺癌最易转移至骨，因金生水，肾主骨，属母病及子范围。小金丸出自《验方新编》，由麝香、木鳖子、草乌、枫香脂、醋炙乳香、没药、五灵脂、酒当归、地龙、香墨组成，作用为散结消肿、化瘀止痛。对于瘰疬、乳岩、瘿瘤及骨关节肿大或肿硬作痛有极强的治疗作用。骨转移疼痛，在治疗中首以减轻疼痛为主，再次应该减少原病灶症状，故本病例首当止咳化痰，复方鲜竹沥口服液即以清肺化痰为主要作用。在扶正增加机体抵抗力的基础上，投以适量攻克药，这种思路无疑是正确的，服中药后，维持达8月之久，超过了家属的想象，并且减少了患者的痛苦，生活质量较好，可以说明中医的神奇疗效。

6. 刘X，女，70岁，2014年7月1日初诊。

主诉：肺占位，骶骨转移，骨破坏，疼痛，胸闷，痰多，大便可，胸痛。曾在晋城市人民医院化疗两次。

检查：脉沉，关弦，精神可。

诊断：肺癌骨转移，疼痛，咳嗽。

治则：扶正止痛，止咳化痰。

方药：西黄丸散加味。蛤蚧、炒紫苏子、瓜蒌子、杏仁、麻黄、石膏、甘草、紫菀、炙鳖甲、黄芩、麦冬、黄连、百合各10g，黄芪60g，女贞子60g，云南白药8g，乳香

15g，没药 15g，牛黄 1g，麝香 1g。

服法：研粉，2 次 / 日，早晚饭后口服，10 日量。

二诊，2014年7月17日。

主诉：痛减，唯痰涎多。

检查：面泽，脉缓，舌润。

诊断：肺癌骨转移，疼痛，咳嗽。

治则：扶正止痛，止咳化痰。

方药：

（1）小金丸散加味。

麝香 1g，木鳖子 3g，炙草乌 6g，枫香脂 6g，醋乳香 6g，醋没药 6g，五灵脂 10g，酒当归 10g，地龙 10g，香墨 3g，黄芪 60g，女贞子 60g，砂仁 10g，蛤蚧 10g，炒紫苏子 10g。

服法：研粉，2 次 / 日，早晚饭后口服，10 日量。

（2）复方鲜竹沥口服液 10ml×10 支 ×4 盒，2 支 / 次，2 次 / 日，口服。

三诊，2014年8月2日。

主诉：临床良好，无咳嗽，可上二层楼梯，疼痛减，可自由行走，但觉右髋部不适，痰涎减少。

检查：舌赤无苔，脉缓，面泽。

诊断：肺癌骨转移，疼痛，咳嗽，肺气亏虚。

治则：扶正止痛，止咳化痰，补益肺气。

方药：麝香 1g，木鳖子 3g，炙草乌 6g，枫香脂 6g，醋乳香 6g，醋没药 6g，五灵脂 10g，酒当归 10g，地龙 10g，香墨 6g，黄芪 60g，女贞子 60g，砂仁 10g，蛤蚧 10g，炒紫苏子 10g，当归 10g，罂粟壳 10g。

服法：研粉，2 次 / 日，饭后口服，10 日量。

四诊，2014年8月19日。

主诉：临床稳定，肿块质变软，白天咳痰，痛减少。

检查：舌赤无苔，脉缓，面泽。

诊断：肺癌骨转移，疼痛，咳嗽，肺气亏虚。

治则：扶正止痛，止咳化痰，补益肺气。

方药：

（1）蛤蚧、炒紫苏子、瓜蒌子、杏仁、麻黄、石膏、甘草、紫菀、炙鳖甲、黄芩、麦冬、黄连、百合各 10g，黄芪 60g，女贞子 60g，云南白药 8g，乳香 15g，没药 15g，牛黄 0.5g，麝香 0.5g。

服法：研粉，2 次 / 日，早晚饭后口服，10 日量。

（2）自制平消丸 9g × 20 丸，1 丸 / 次，2 次 / 日，口服。

五诊，2014年8月30日。

主诉：临床稳定，肿块质变软，白天咳痰，痛减少，近日咳痰多。

检查：脉弱，舌淡，面润泽。

诊断：正气虚弱，邪气亢盛，正邪相争。

治则：扶正抗毒，止咳祛痰。

方药：龟鹿二仙胶加味。

龟甲胶、鹿角胶各50g，红参30g，西洋参30g，枸杞子100g，黄芪60g，女贞子60g，乳香15g，没药15g，砂仁30g。

服法：研粉，每次15g，2次/日，早晚饭后口服，15日量。

六诊，2014年9月16日。

主诉：眠差，痰多，腰腿症状较良好。

检查：舌淡苔腻，面泽色淡，脉虚。

诊断：脾胃不和，肺气虚弱。

治则：健脾和胃，补肺抗毒。

方药：沙参、山楂、乌梅、红花、莪术、木香、蒲公英、丹参、甘草、白芍、当归、炒紫苏子、瓜蒌子各20g，蛤蚧10g，黄芪60g，女贞子60g。

服法：研粉，2次/日，早晚饭后口服，15日量。

七诊，2014年10月4日。

主诉：不思饮食，右腰部困乏，行动便利，眠差。

检查：脉细，舌少苔、滑。

诊断：痰饮伏肺，肺阴不足，脾胃不和。

治则：止咳化痰，健脾益胃，抗毒消瘤。

方药：

（1）炙黄芪 30g、桂枝 15g、吴茱萸 10g、肉桂 6g、细辛 15g、桃仁 15g、红花 15g、当归 15g、川芎 15g、赤芍 15g、丹参 15g、牡丹皮 30g、延胡索 30g、姜黄 15g、三棱 15g、莪术 15g、水蛭 15g、木香 10g、枳壳 30g、乌药 10g、黄连 15g、生地 30g、炙甘草 15g。

服法：研粉，每次 15g，2 次 / 日，早晚饭后口服，15 日量。

（2）自制平消丸 9g×30 丸，1 丸 / 次，2 次 / 日，早晚饭后口服。

八诊，2014年10月23日。

主诉：恶心背困，肺癌多发转移，咯血，动则气喘。

检查：面枯脉弱，气怯舌淡。

诊断：病情加重，邪盛正衰，机体功能衰竭。

治则：清热益肺化痰。

方药：西黄丸加味。

沙参、山楂、乌梅、红花、莪术、木香、蒲公英、丹参、甘草、白芍、当归、炒紫苏子、瓜蒌子各 20g，蛤蚧 10g，乳香 15g，没药 15g，牛黄 1g，麝香 1g，黄芪 60g，女贞子 60g。

服法：研粉，2 次 / 日，早晚饭后口服。15 日量。

九诊，2014年12月13日。

主诉：肺癌多发性脑、骨转移，出现呕吐，周身疼痛，气逆，有时晕厥。

检查：脉弱气怯，舌光无苔。

诊断：元气极亏，邪盛正衰。

治则：补益元气，滋阴生津。

方药：西洋参10g，罗汉果10g，太子参15g，麦冬10g，玉竹20g。

服法：3剂，水煎频服，每日1剂。

【按】该患者共用中药维持半年，超过了医院及家属的预期，生活质量较良好，减少了病痛。

7. 党X，男，54岁，2011年3月12日初诊。

主诉：左肺中央型肺癌，脑转移。病理提示：转移性肺小细胞癌。于北京某医院住院化疗1次，预约2011年3月26日第二次化疗。

检查：脉关弦，舌边暗红，舌下瘀点，面色㿠白。

诊断：化疗后正气亏耗，肝郁气滞，气血虚弱。

治则：活血化瘀，补益气血。

方药：

（1）龟鹿二仙胶加味。

龟甲胶、鹿角胶、西洋参、陈皮各30g，枸杞100g。

服法：研粉，10 日量，11g/ 次，2 次 / 日，饭后口服。

（2）血府逐瘀汤加味。

当归 10g、生地 15g、桃仁 10g、红花 10g、枳壳 10g、怀牛膝 15g、川芎 6g、柴胡 6g、赤芍 15g、甘草 6g、桔梗 10g、猫爪草 30g、砂仁 10g。

服法：10 剂，水煎服，每日 1 剂，每剂 2 煎，饭后口服。

二诊，2011年6月9日。

主诉：2011 年 6 月 30 日结束化疗 6 个疗程，现临床良好，希望配合中医善后。

检查：面泽，舌色淡，精神足，脱发，脉缓。

诊断：化疗后正气不足，气血虚弱。

治则：补益气血，化瘀抗毒。

方药：龟鹿二仙胶加味。

龟甲胶 100g，鹿角胶 100g，西洋参 30g，红参 30g，天麻 15g，全虫 15g，三七 30g。

服法：研粉，5g/ 次，2 次 / 日，饭后口服，30 日量。

三诊，2011年7月7日。

主诉：临床生活质量良好，头目清，走路时足跟麻。

检查：头发已经萌出，舌润，脉缓，精神充足。

诊断：化疗后正气不足，气血虚弱。

治则：补益气血，化瘀抗毒。

方药：龟鹿二仙胶加味。

龟甲胶 100g，鹿角胶 100g，西洋参 30g，红参 30g，天麻 15g，全虫 15g，三七 30g，蜈蚣 15g，乳香 15g，没药 15g，牛黄 1g，麝香 1g。

服法：研粉，2 次 / 日，早晚饭后口服，1 月量。

【按】西医的化疗等药物可刺激肠胃，并伤及正气，但无疑是一条有效的途径，如何避免由此带来的不良反应，就需要中医的配合、善后。龟鹿二仙胶可以补益人之精、气、神，所谓的增强免疫功能，加上虫类药物的走窜作用，如全虫、蜈蚣等抗毒之品，抑制肿瘤的发展是疗效确切的，半年后联系，临床良好。

8. 马 X，男，55 岁，2007 年 10 月 30 日初诊。

主诉：右肺小细胞癌手术后半月，化疗 4 个疗程，不能进食，全身弥漫性疼痛，右侧头痛，CT 示右侧额颞转移瘤，建议 ECT 确诊。

检查：脱发，面色皖白，气喘，端坐困难，舌淡苔腻，舌下瘀，脉弱。

诊断：肺癌脑转移，正气亏虚。

治则：扶正祛邪，消肿止痛，清痰利气。

方药：川贝母 30g，全虫 10g，蜈蚣 10g，红参 15g，砂仁 10g，炮甲珠 15g，水蛭 15g，西洋参 15g，蛤蚧、炒紫苏子、瓜蒌子、杏仁、麻黄、石膏、甘草、紫菀、炙鳖甲、黄芩、麦冬、黄连、百合各 10g。

服法：研粉，2 次 / 日，早晚饭后口服，10 日量。

二诊，2007年11月8日。

主诉：ECT 未见异常，现仍化疗，疼痛已减。

检查：脱发，舌淡苔腻，舌下瘀，脉弱。

诊断：肺癌脑转移，正气亏虚。

治则：扶正祛邪，消肿止痛，清痰利气。

方药：蜈蚣 15g，红参 15g，水蛭 15g，西洋参 15g，川贝母 30g，全虫 15g，砂仁 15g，炮甲珠 30g，蛤蚧、炒紫苏子、瓜蒌子、杏仁、麻黄、石膏、甘草、紫菀、炙鳖甲、黄芩、麦冬、黄连、百合各 10g。

服法：研粉，2 次 / 日，早晚饭后口服，15 日量。

【按】中医认为肺主皮毛，患者面色㿠白，虽然带病色，但仍属本病之色。《金匮要略》云：“见肝之病，知肝传脾，当先实脾。”同理，“见肺之病，知肺传肝，首当实肝”，所以肺的病症一定要强肝。肺主气，患者一派气虚之象，故必须在补气的基础上方能谈论攻毒问题。气足则血行，非“闭门留寇”矣，以红参、西洋参补益元气、滋阴，以炮甲珠破瘀散积，全虫、蜈蚣血肉有情之品抗毒。川贝母润肺止咳，砂仁固守中州，无疑会起到良好的治疗效果，故患者疼痛症状消除，并很好地配合了化疗治疗。

9. 许X，男，36岁，2005年6月12日初诊。

主诉：昨日于山西省肿瘤医院放疗结束后出院，纵隔性肺癌，骨转移。

检查：面泽，行动好，脉缓。

诊断：肺癌。

治则：消瘤，扶正。

方药：阳和汤加味。

骨碎补30g，何首乌30g，旱莲草30g，鸡血藤30g，透骨草30g，三甲粉（冲）10g，没药10g，鹿角胶（烊化）10g，肉桂6g，麻黄6g，姜炭6g，熟地30g，白芥子6g，甘草6g。

服法：10剂，水煎服，每日1剂，每剂2煎，混匀，早晚饭后口服。

二诊，2005年11月5日。

主诉：在山西省肿瘤医院化疗12次，脱发，全身骨疼。

检查：色淡，乏力，脉虚。

诊断：正气极亏（全身转移）。

治则：扶正祛邪，抗毒消瘤。

方药：

（1）三甲粉150g，全虫50g，鹿角胶50g，枸杞90g，红参60g。

服法：研粉，2次/日，早晚饭后口服，1月量。

（2）马钱子 0.1g、血竭 0.4g 装胶囊（共 100 粒）。

服法：1 粒 / 次，2 次 / 日，早晚饭后口服。

三诊，2005年12月8日。

主诉：11月5日的药已服完，12月7日夜来电要求捎药。有隐痛，偶遇特殊气味则轻咳，饮食睡眠尚好。

诊断：肺癌，正气极亏（全身转移）。

治则：扶正祛邪，抗毒消瘤。

方药：

（1）马钱子、血竭胶囊 ×60 粒，1 粒 / 次，2 次 / 日，口服。

（2）熟地 900g，砂仁 90g，黄芪 900g，当归 180g。

服法：水煎频服，每日各 30g、3g、30g、6g，服用 1 个月。

（3）龟甲胶、鹿角胶各 90g，红参 90g，枸杞 90g，全虫 60g。

服法：研粉，2 次 / 日，早晚饭后口服，1 月量。

（4）自制平消丸 9g×60 丸，1 丸 / 次，2 次 / 日，口服。

四诊，2006年1月8日。

主诉：1 月 8 日上午来电咨询，近来病情尚好，进食、睡眠、精神良好，要求寄药，今日寄出。

诊断：肺癌，正气极亏（全身转移）。

治则：扶正祛邪，抗毒消瘤。

方药：

（1）土鳖虫60g，补骨脂90g，龟甲胶、鹿角胶各90g，红参90g，枸杞90g，净全虫60g，乳香、没药各90g。

服法：研粉，2次/日，早晚饭后口服，1月量。

（2）生黄芪30g，白术10g，防风10g，透骨草30g。

服法：30剂，水煎服，每日1剂，水煎频服。

【按】骨肉瘤属阴疽范畴，阳和汤出自清代王洪绪《外科证治全生集》，其对于阴疽症的治疗具有划时代的意义，现代药理研究证实其有激素样作用，能保肝、抑菌、抗甲状腺肿痛，以及调节性腺。王洪绪认为，阴毒之证是由于气血虚寒、毒痰凝滞所致。麻黄、肉桂、炮姜不可缺一，麻黄得熟地不发表、熟地得麻黄不凝滞。临床上凡具备虚、寒、痛三方面表现的（即附骨疽）均可用之。中医认为诸痹皆由风、寒、湿三淫侵入犯其经络之阴也。风多则引注，寒多则掣痛，湿多则重着。大多营卫先虚，腠理不密，风、寒、湿乘虚内袭。

本病例年龄较小，疾病发展较快，疼痛剧，在治疗中首先应该止痛，马钱子镇痛作用极强，但应严格掌握剂量，每次量不应超过0.3g，久病气虚导致血也虚，故还需补益气血，以当归补血汤为主方，配合龟鹿二仙胶，再加抗癌入骨之全虫，疗效可靠，此法共维持生命达9月之久。在化疗的基础上，配合中药，减轻了患者的痛苦，减轻了化疗带来的不良反应，据后来了解，患者于2006年3月不治身亡。

10. 孙X，男，73岁，2006年10月26日初诊。

主诉：肺癌9月，右上、中二叶，现咯血，胸痛，呼吸较困难，动则气喘（已输液8日，药名不详）。

检查：左肺呼吸音稍粗，右上肺听不到呼吸音，叩诊为实音，毛发无光泽，脉浮无力，舌尖赤，苔腐腻。

诊断：肺癌，肺痈，咯血，肺气虚。

治则：止血，益气养阴，消肿排毒。

方药：白花蛇舌草30g，川贝母10g，百合母30g，桔梗10g，三七粉（冲）10g，三甲粉（冲）10g，藕节30g，白茅根30g，郁金12g。

服法：5剂，水煎服，每日1剂，每剂2煎，混匀，早晚饭后口服。

二诊，2006年11月2日。

主诉：服上药以后，咯血减，胸痛减，呼吸好转。

检查：脉浮无力，舌尖赤，苔较前清利。

诊断：肺癌，肺痈，咯血，肺气虚，邪气实。

治则：止血，益气养阴，消肿排毒。

方药：百合30g，桔梗10g，三七粉（冲）6g，三甲粉（冲）10g，藕节30g，白茅根30g，郁金12g，黄芪30g，紫草12g。

服法：5剂，水煎服，每日1剂，每剂2煎，混匀，早晚饭后口服。

【按】该患者后来去医院接受西医化疗，情况不详。

11. 吕X，男，51岁，2008年4月3日。

主诉：右肺上叶癌手术后2年。夜咳甚，已2周，曾输液4日，无效。

检查：脉浮紧，舌淡苔白。

诊断：肺癌术后，外感风寒。

治则：宣肺止咳。

方药：三拗汤加味。

麻黄3g，杏仁10g，紫苏叶10g，川贝母10g，甘草10g，板蓝根10g，前胡10g，陈皮10g。

服法：2剂，水煎服，每日1剂，每剂2煎，混匀，早晚饭后口服。

二诊，2008年4月10日。

主诉：夜咳著减，欲服药治疗基础病。

检查：脉虚，舌淡。

诊断：肺气虚弱。

治则：培土生金，健脾补肺。

方药：

（1）蛤蚧散加味：蛤蚧、炒紫苏子、瓜蒌子、杏仁、麻黄、石膏、甘草、紫菀、炙鳖甲、黄芩、麦冬、黄连、百合各 10g，乳香 15g，没药 15g，牛黄 1g，麝香 1g，三七 30g。

服法：研粉，2 次 / 日，早晚饭后口服，10 日量。

（2）太子参 15g，砂仁 10g，陈皮 10g。

服法：5 剂，水煎频服，每日 1 剂。

三诊，2008年6月12日。

主诉：肺癌手术后，颈淋巴结转移，咽干，痰多，进食差。

检查：舌红少苔，脉细数。

诊断：肺阴虚、肺气虚。

治则：滋阴益气，解毒。

方药：

（1）龟鹿二仙胶加味。

龟甲胶、鹿角胶各 60g，枸杞 100g，西洋参 30g，砂仁 100g。

服法：研粉，2 次 / 日，饭后口服，10 月量。

（2）野菊花 150g，陈皮 100g。

服法：每次野菊花 15g、陈皮 10g，水煎频饮。

四诊，2008年11月29日。

主诉：肺癌手术后2年半，伴脑转移，四肢抽动。

检查：右眼睑缩小，右眼球活动度减，语言低微，脉弱，伸舌困难，舌颤。

诊断：肺癌脑转移，正气亏损。

治则：对症治疗。

方药：

（1）全虫汁15只量，45ml。

服法：兑蜂蜜适量，频服，每日15ml。

（2）复方鲜竹沥水10ml×10支×2盒，2支/次，3次/日，口服。

【按】本案原病灶是肺癌，现主要症状是外感风寒咳嗽，首宜解表止咳，表证解除后再考虑原基础病，久病必虚，虚则补其母，培土生金，砂仁、太子参有极好的健脾作用；手术后失于调治，导致病情复发，出现相应的表现，适以对证，仅能维持生命。

第 8 章

肾癌

1. 孙 X，女，78 岁，2013 年 10 月 5 日初诊。

主诉：左肾癌症晚期，输尿管、膀胱肿瘤，高血压病Ⅰ级，肾上腺及腹膜后淋巴转移。左下腹、背部疼痛，不思饮食，每日注射止痛药。

检查：卧床不起，少气懒言，食欲不振，脉弱舌淡。

诊断：正气亏耗，邪毒亢盛，气滞血瘀。

治则：扶正祛邪，活血化瘀。

方药：黄芪 60g，女贞子 60g，乳香 15g，没药 15g，牛黄 0.5g，麝香 0.5g。

服法：研粉，2 次 / 日，早晚饭后口服，10 日量。

二诊，2013年10月10日。

主诉：上方有效，进食增加，可在室外晒太阳（仍用药物止痛）。

检查：脉弱舌淡，面色㿠白。

诊断：正气亏耗，邪毒亢盛，气滞血瘀。

治则：扶正祛邪，健脾和胃，活血化瘀。

方药：沙参、山楂、乌梅、红花、莪术、木香、蒲公英、丹参、甘草、白芍、当归各、乳香、没药各 10g，牛黄 0.5g，麝香 0.5g，黄芪 10g，女贞子 10g。

服法：研粉，2 次 / 日，早晚饭后口服，5 日量。

三诊，2013年10月15日。

主诉：药后，进食增，疼痛减轻，临床改善，可扶出门外见阳光。

检查：脉弱舌淡，面色㿠白。

诊断：正气亏耗，邪毒亢盛，气滞血瘀。

治则：扶正祛邪，健脾和胃，活血化瘀。

方药：沙参、山楂、乌梅、红花、莪术、木香、蒲公英、丹参、甘草、白芍、当归、乳香、没药各 10g，牛黄 0.5g，麝香 0.5g，黄芪 10g，女贞子 10g，云南白药 4g。

服法：研粉，2 次 / 日，早晚饭后口服，5 日量。

四诊，2013年10月21日。

主诉：小便正常，有时眠中痛醒，一般情况改善。

检查：脉弱舌淡，面色㿠白。

诊断：正气亏耗，邪毒亢盛，气滞血瘀。

治则：扶正祛邪，健脾和胃，活血化瘀。

方药：参梅养胃散加味。

沙参、山楂、乌梅、红花、莪术、木香、蒲公英、丹参、甘草、白芍、当归、乳香、没药各10g，牛黄0.5g，麝香0.5g，黄芪10g，女贞子10g，云南白药4g。

服法：研粉，2次/日，早晚饭后口服，5日量。

五诊，2013年10月29日。

主诉：临床情况改善，症状平稳。

检查：脉弱舌淡，面色㿠白。

诊断：正气亏耗，邪毒亢盛，气滞血瘀。

治则：扶正祛邪，健脾和胃，活血化瘀。

方药：四诊方再服5天。

六诊，2013年11月7日。

主诉：肾癌，不能进食，剧痛，每日服止痛药，已加用2天，呕吐。

检查：肝肋下与脐平，舌黄腻、脉弱。

诊断：肾癌肝脏转移，湿热下注，正气亏虚。

治则：益气泄热，理气止痛。

方药：参麦饮合玉屏风汤化裁。

方药：陈皮10g，砂仁10g，沉香10g，生黄芪30g，红参、西洋参各10g，玉竹30g，大黄（后下）10g，白术10g。

服法：3剂，水煎频服。

七诊，2013年11月14日。

主诉：呕吐已愈，疼痛剧烈，烦躁不安。

检查：卧床不起，纳呆，脉弱，伸舌困难。

诊断：正虚邪盛，脏器衰竭。

治则：扶正益气通腑。

方药：陈皮10g，砂仁10g，沉香10g，生黄芪30g，红参10g，玉竹30g，大黄（后下）10g，白术10g，冬瓜子30g，黄芪30g，女贞子30g。

服法：1剂，水煎频服。

【按】肾癌晚期，疼痛剧烈，医院已经认为无药可救，不再提出医疗方案，仅建议注射镇痛剂，经中医四诊合参、对症下药，曾停止注射针剂1月的时间，在治疗过程中用药以扶正抗毒为基本思路，适量用牛黄、麝香等入骨、通经、止痛之药，对于改善病理症状是明显的，但患者还是不日病亡。

2. 高X，女，58岁，2005年11月29日初诊。

主诉：右肾癌，腰憋胀，夜间咳嗽，多痰，白稀10月，病程1年，斑蝥素治疗15天，芪珍胶囊内服。

检查：贫血貌，脉弱，舌淡。

诊断：正气亏虚，肺寒咳嗽。

治则：扶正抗毒，止咳祛痰。

方药：乌梅10g，浙贝母10g，百合20g，沙参15g，生黄芪50g，蜂房10g，太子参30g，三甲粉（包）10g，白花蛇舌草30g，茯苓15g。

服法：3剂，水煎服，每剂3煎，2次/日，1天半1剂，早晚饭后口服。

二诊，2005年12月6日。

主诉：服一诊方，精神、饮食较好，唯咳嗽痰多，大便二日一次，秘结。

检查：贫血貌，脉弱，右寸脉浮，舌淡。

诊断：正气亏虚，肺寒咳嗽。

治则：扶正抗毒，止咳祛痰，润肠通便。

方药：乌梅10g，浙贝母10g，百合20g，沙参15g，生黄芪50g，蜂房10g，太子参30g，三甲粉（包）10g，白花蛇舌草30g，茯苓30g，罂粟壳10g，肉苁蓉30g。

服法：3剂，水煎服，每剂3煎，2次/日，1天半1剂，早晚饭后口服。

（2）复方鲜竹沥口服液10ml×10支×2盒，2支/次，2次/日，口服。

【按】后患者症状一直平稳，咳嗽减轻，常规服用扶正抗癌之药。

第9章

宫颈癌

1. 赵X，女，48岁，2006年7月29日初诊。

主诉：于2006年4月4日行宫颈癌根治手术（全摘），20日后发现纵隔肿瘤，呈广泛转移，放化疗已介入，现WBC 2.4×10^9/L，于山西省肿瘤医院就诊。

检查：脱发，面色㿠白，消瘦乏力，六脉虚弱，动则气喘。

诊断：化疗术后，元气亏损，正气大伤。

治则：补益元气，养血消瘤。

方药：

（1）玉屏风汤加味。

旱莲草30g，鸡血藤30g，黄芪30g，防风10g，白术10g。

服法：3剂，水煎服，每日1剂，每剂2煎，早晚饭后口服。

（2）三甲粉、三七粉各30g。

服法：研粉，2次/日，早晚饭后口服，5日量。

二诊，2006年8月1日。

主诉：服上药后无不良反应。

检查：舌色淡，脉弱乏力。

诊断：元气亏损，正气大伤。

治则：补益元气，养血消瘤。

方药：

（1）玉屏风汤加味。

旱莲草30g，鸡血藤30g，黄芪30g，防风10g，白术10g，白花蛇舌草30g，小麦30g，大枣3枚，郁金15g，延胡索15g，血竭15g（冲）。

服法：3剂，水煎服，每日1剂，每剂2煎，早晚饭后口服。

（2）三七粉15g，三甲粉30g。

服法：研粉，2次/日，早晚饭后口服，5日量。

三诊，2006年8月5日。

主诉：能正常服药，气力增加，饮食增加，呼吸较畅。

检查 WBC 3.7×10^9/L，面色稍红，脉弱，精神有所增加。

诊断：宫颈癌术后全身转移，元气亏损。

治则：补益元气，养血消瘤。

方药：

（1）玉屏风汤加味。

旱莲草30g，鸡血藤30g，黄芪30g，防风10g，白术10g，白花蛇舌草30g，小麦30g，大枣3枚，郁金15g，延胡索15g。

服法：3剂，水煎服，每日1剂，每剂2煎，早晚饭后口服。

（2）三七15g，三甲粉30g，全虫15g，水蛭9g，血竭15g。

服法：研粉，2次/日，早晚饭后口服，3日量。

四诊，2006年8月19日。

主诉：症同一诊，乏力，纳差，三日大便一次。

检查：现WBC2.9×10^9/L，血红蛋白89g/L，余同前。

诊断：宫颈癌术后全身转移，元气亏损。

治则：补益元气，养血消瘤。

方药：

（1）旱莲草30g，鸡血藤30g，生黄芪30g，白术10g，防风10g，黄精30g，龙眼肉30g，白花蛇舌草30g，大枣5枚。

服法：3剂，水煎服，每日1剂，每剂2煎，早晚饭后口服。

（2）西黄丸3g×6瓶，3g/次，2次/日，口服。

五诊，2006年8月28日。

主诉：右肩臂痛著，卧床不起，纳差，极度消瘦。

检查：WBC 5.2×10^9/L，血红蛋白 60g/L，脉弱。

诊断：元气大伤宫颈癌术后全身转移。

治则：补益元气，败毒。

方药：

（1）玉屏风汤加味。

旱莲草 30g，鸡血藤 30g，生黄芪 30g，白术 10g，防风 10g，黄精 30g，龙眼肉 30g，白花蛇舌草 30g，大枣 5 枚，大黄（后下）10g。

服法：3 剂，水煎服，每日 1 剂，每剂 2 煎，饭后口服。

（2）全虫 15g，炮甲珠 30g。

服法：研粉，2 次 / 日，早晚饭后口服，3 日量。

【按】就诊时，患者已行动困难，语言低微，不能久坐，证属元气大伤。宫颈癌术后，虽然经西医介入治疗，但白细胞伤损严重，故治疗的入手点应当扶正，以玉屏风汤补益正气，旱莲草、鸡血藤有很好的升高血细胞数量的作用，三甲散能软坚散结、抗毒消瘤，这一思路对此病的诊治应该是有效的，减少了患者的许多痛苦。患者是在生命垂危，医院不收治的情况下，找中医尽心治疗的，虽然疗效不佳，但是仍然维持了 1 个多月生命，也是有效果的。

2. 孔X，女，42岁，2008年2月28日初诊。

主诉：内生殖器摘除2个月，现小腹痛。

检查：舌淡苔腻，有镜检血尿。

诊断：下焦湿热，脾气亏虚。

治则：益气健脾利湿。

方药：黄芪30g，香橼15g，党参30g，白术10g，五味子10g，甘草10g，白花蛇舌草30g，白茅根30g，生地15g，石韦20g，郁金15g，三七粉（冲）6g。

服法：3剂，水煎服，每日1剂，每剂2煎，混匀，早晚饭后口服。

二诊，2008年3月25日。

主诉：于2007年12月17日行子宫切除手术+盆腔淋巴结清扫术，2008年1月4日在省肿瘤医院复查，左盆腔淋巴结转移性癌，已化疗3月，一诊方疗效显著。

检查：舌淡苔腻，有镜检血尿。

诊断：下焦湿热，正气亏虚。

治则：益气利湿。

方药：

（1）初诊原方，再服3剂。

（2）西黄丸3g×6瓶，1.5g/次，2次/日，口服。

三诊，2008年4月1日。

主诉：临床良好，无不适感。

检查：舌淡苔腻，尿检正常。

诊断：下焦湿热，正气亏虚。

治则：益气利湿。

方药：

（1）参麦饮加味。

黄芪30g，香橼15g，党参30g，白术10g，五味子10g，甘草10g，白花蛇舌草30g，白茅根30g，生地15g，石韦20g，郁金15g，半枝莲30g，三七粉（冲）6g。

服法：3剂，水煎服，每日1剂，每剂2煎，混匀，早晚口服。

（2）西黄丸3g×10瓶×1盒，3g/次，2次/日，口服。

四诊，2008年4月29日。

主诉：2008年4月22日化疗两次结束。

检查：甲绀，脉弱，舌燥。

诊断：气血亏虚，气滞血瘀。

治则：补益气血，活血化瘀。

方药：

（1）黄芪30g，香橼15g，党参30g，白术10g，五味子10g，甘草10g，白花蛇舌草30g，白茅根30g，生地15g，石韦20g，郁金15g，半枝莲30g，三七粉（冲）6g，猫爪草20g。

服法：5剂，水煎服，每日1剂，每剂2煎，混匀，早晚口服。

（2）龟甲胶、鹿角胶、西洋参、三七粉、砂仁、枸杞各30g。

服法：研粉，2次/日，早晚饭后口服，10日量。

五诊，2008年5月15日。

主诉：精神、饮食较好，脱发。

检查：甲组，脉弱，舌燥。

诊断：气血亏虚，气血瘀滞。

治则：补益气血，活血化瘀。

方药：龟甲胶、鹿角胶、西洋参各45g，枸杞90g，砂仁45g，三七粉45g。

服法：研粉，2次/日，早晚饭后口服，10日量。

六诊，2008年6月17日。

主诉：此次化疗时的检查：彩超（-）、心电图（-）、血常规（-）。

检查：舌腻，脉弱，舌下瘀。

诊断：气血亏虚，气血瘀滞。

治则：补益气血，活血化瘀。

方药：（1）龟甲胶、鹿角胶各45g，枸杞90g，西洋参45g，三七45g，当归45g。

服法：研粉，半月量，10g/次，2次/日，早晚饭后口服。

（2）柴胡疏肝散加味。

柴胡6g，陈皮10g，川芎10g，赤芍15g，枳壳

10g，香附10g，甘草10g，郁金12g，延胡索12g，佩兰叶15g，山楂20g，沉香10g，黄芪30g，生姜、大枣为引。

服法：3剂，水煎服，每日1剂，每剂2煎，混匀，早晚饭后口服。

七诊，2008年7月12日。

主诉：乳腺癌术后，已化疗4次，现肝功能不正常，心电图不正常，易热易汗。

检查：舌腻，甲纽多发，脉弱。

诊断：气血亏虚，气血瘀滞。

治则：补益气血，活血化瘀。

方药：

（1）五味子12g，女贞子30g，麦冬12g，佩兰叶15g，砂仁10g，酸枣仁20g。

服法：5剂，水煎服，每日1剂，每剂2煎，混匀，早晚口服。

（2）三七粉30g，炮甲珠粉60g。

服法：研粉，混匀，2次/日，早晚饭后口服，9日量。

八诊，2008年7月26日。

主诉：临床稳定。

检查：甲纽基本消除，舌腻已除，脉弱。

诊断：气血亏虚，气血瘀滞。

治则：补益气血，活血化瘀。

方药：

（1）血府逐瘀汤加味。

当归10g，生地15g，桃仁10g，红花10g，枳壳10g，怀牛膝15g，川芎6g，柴胡6g，赤芍15g，甘草10g，桔梗10g，茯苓10g，白术10g，薄荷6g，生姜3片，大枣3枚。

服法：5剂，水煎服，每日1剂，每剂2煎，混匀，早晚饭后口服。

（2）三七、西洋参、龟甲胶、鹿角胶、五味子各30g。

服法：研粉，2次/日，早晚饭后口服。10日量。

九诊，2008年8月9日。

主诉：临床良好，精神、饮食均佳。

检查：甲组已消退。

诊断：气血亏虚，气血瘀滞。

治则：补益气血，扶正祛邪。

方药：

（1）龟甲胶、鹿角胶、西洋参各30g，枸杞60g，三七参30g。

服法：研粉，2次/日，早晚饭后口服，10日量。

（2）黄芪30g，防风10g，白术10g，白花蛇舌草30g。

服法：10剂，水煎服，每日1剂，每剂2煎，混匀，早晚饭后口服。

十诊，2008年9月23日。

主诉：子宫内膜癌术后8月，化疗4次。

检查：脉弱舌淡，舌下瘀。

诊断：气血亏虚，气血瘀滞。

治则：填精补髓，扶正抗毒。

方药：

（1）龟鹿二仙胶加味。

净全虫15g，龟甲胶、鹿角胶各45g，西洋参45g，枸杞90g，三七粉45g。

服法：研粉，10g/次，2次/日，早晚饭后口服，15日量。

（2）玉屏风汤加味。

黄芪30g，防风10g，白术10g，白花蛇舌草30g，龙眼肉30g，酸枣仁30g。

服法：10剂，水煎服，每日1剂，每剂2煎，混匀，早晚饭后口服。

十一诊，2008年12月27日。

主诉：B超，肿瘤标记物（－），现右手麻木10余日。

检查：脉弱涩，舌淡。

诊断：气虚血瘀，经脉失养。

治则：养血润经，扶正抗毒。

方药：龟甲胶、鹿角胶各45g，西洋参45g，全虫

15g，白附子 15g，天麻 15g，枸杞 100g。

服法：研粉，2 次 / 日，早晚饭后口服，15 日量。

十二诊，2009年3月17日。

主诉：子宫内膜癌，于 2007 年 12 月 15 日手术，2009 年 3 月 12 日于省肿瘤医院彩超查左颈三区有一枚 1.15cm × 0.45cm 大小淋巴结，回声欠佳，肾形低回声区而来诊。

检查：精神佳，面泽，体胖，脉缓，舌下瘀。

诊断：肝郁气滞，气虚血瘀。

治则：疏肝理气，软坚散结。

方药：

（1）乳香 20g，没药 20g，牛黄 1g，麝香 1g，炮甲珠粉 20g。

服法：研粉，2 次 / 日，早晚饭后口服，10 日量。

（2）逍遥散加味。

当归 10g，白芍 10g，柴胡 6g，茯苓 10g，白术 10g，炙甘草 6g，薄荷 6g，玉竹 30g，熟地 20g，生姜、大枣为引。

服法：10 剂，每日 1 剂，每剂 2 煎，混匀，早晚饭前口服。

十三诊，2009年6月6日。

主诉：大便日 2~3 次，肠鸣，于某医院诊断为结肠炎、胆结石。

检查：脉缓，舌红，苔腻。

诊断：肝郁气滞，气虚血瘀。

治则：疏肝理气，涩肠止泻。

方药：柴胡疏肝散加味。

柴胡 6g，陈皮 10g，川芎 10g，赤芍 15g，枳壳 10g，香附 10g，甘草 10g，郁金 12g，延胡索 12g，佩兰叶 15g，山楂 20g，沉香 10g，黄芪 30g，海螵蛸 15g，仙鹤草 30g。

服法：3 剂，水煎服，每日 1 剂，每剂 2 煎，混匀，早晚饭后口服。

十四诊，2009年7月11日。

主诉：腹水，山西省肿瘤医院化疗 1 次，抽过 3 次，住院 10 天，现腹胀满。

检查：舌白腻，脉沉弦。

诊断：水臌，阳虚水泛证。

治则：温阳化湿利水。

方药：真武汤加味。

茯苓 10g，白术 10g，白芍 10g，附子（先煎 1 小时）6g，干姜 6g，石韦 30g，车前子（包）30g，黄芪 50g，泽泻 10g，沉香 6g。

服法：3 剂，水煎服，每日 1 剂，每剂 2 煎，混匀，早晚饭后口服。

十五诊，2009年7月21日。

主诉：症状改善，血常规正常，进食尚好，小便畅，唯有恶心感，口干。

检查：脉关弦，舌已清。

诊断：水臌，阳虚水泛证。

治则：健脾化湿利水。

方药：

（1）六君子汤化裁。

党参30g，太子参30g，半夏10g，炙甘草10g，香附10g，白术10g，牛膝12g，竹茹15g，黄芪30g，砂仁10g，茯苓30g，郁金20g，沉香6g，生姜、大枣为引。

服法：5剂，水煎服，每日1剂，每剂2煎，混匀，早晚口服。

（2）西黄丸3g×6瓶，3g/次，2次/日，饭后口服。

十六诊，2009年7月28日。

主诉：恶心，口干，身热感，干咳。

检查：舌赤苔少，脉细。

诊断：阴虚火旺，胃气上逆。

治则：滋阴降火，和胃降逆。

方药：六君子汤化裁。

半夏10g，西洋参10g，砂仁10g，藿香10g，陈皮10g，太子参30g，黄芪30g，天花粉15g，竹茹15g，生姜3片，大枣5枚（掰）。

服法：3剂，水煎服，每日1剂，每剂2煎，混匀，早晚饭后口服。

十七诊，2009年8月1日。

主诉：2007年12月17日因子宫内膜癌手术子宫切除及盆腔淋巴结清扫，化疗5次，于2009年7月9日检查为子宫内膜癌术后化疗后复发，中量腹水，找到癌细胞，腹胀满，仍服十四诊方。

检查：脉沉，舌淡苔白厚腻。

诊断：水臌，阳虚水泛证。

治则：温阳化湿利水。

方药：真武汤加味。

茯苓10g，白术10g，白芍10g，附子（先煎1小时）6g，干姜6g，石韦30g，车前子（包）30g，黄芪50g，泽泻10g，沉香6g，藿香10g，白豆蔻10g，西洋参5g。

服法：5剂，水煎服，每日1剂，每剂2煎，混匀，早晚饭后口服。

十八诊，2009年8月6日。

主诉：2009年8月1日药服完，腹胀，腹水，8月5日下午抽腹水5kg。

检查：腹水，面色淡白，喘促，脉滑，舌淡苔白。

诊断：水臌，阳虚水泛证。

治则：温阳化湿利水。

方药:

（1）寄生肾气汤加味。

车前子（包）30g，牛膝12g，山药12g，山茱萸12g，熟地24g，牡丹皮9g，泽泻9g，石韦30g，附子（先煎1小时）10g，红参10g，麦冬10g，五味子10g，黄芪50g，太子参30g，酸枣仁30g，茯苓30g。

服法：3剂，水煎服，每日1剂，每剂2煎，混匀，早晚饭后口服。

（2）西黄丸3g×3瓶，3g/次，1次/日，口服。

（3）活血应痛膏1张，贴脐。

【按】宫颈癌手术2月后小腹疼痛，乃由于手术伤口的组织粘连，以及盆腔淋巴结的转移灶所致，首当对症并消瘤，疼痛减轻后，兼之出现的更年期症状应该一并施治，故以活血化瘀、滋阴补肾为基本思路；又因为患者知道病情，肝气不舒，又必须解郁疏肝贯穿始终，病情一度得到有效的控制，曾有1年的时间内消除临床症状。由于患者思想麻痹，以为病已经痊愈，有3个多月的时间不服任何药物，还到处旅游，机体消耗过大，导致病症复发，继之腹水生成。以真武汤温肾利水，六君子汤健脾，共治疗3月，腹水减轻，但是腹水中已经找到癌细胞，后又因为家事怄气，不几日，因鼓胀病亡。

3. 宋X，女，41岁，2011年7月9日初诊。

主诉：宫颈癌手术后3年，颈淋巴结肿大，化疗6次后，结束半年，白带量多。

检查：舌白腻，纳呆，脉滑。

诊断：脾运不佳，邪盛正衰。

治则：健脾益气，抗毒止痛。

方药：

（1）龟鹿二仙胶加味。

鹿角胶、龟甲胶、红参、西洋参各30g，全虫10g。

服法：研粉，2次/日，早晚饭后口服，10日量。

（2）血府逐瘀汤加味。

当归10g，生地15g，桃仁10g，红花10g，枳壳10g，怀牛膝15g，川芎6g，柴胡6g，赤芍15g，甘草10g，桔梗10g，芡实30g，山药15g。

服法：5剂，水煎服，每日1剂，每剂2煎，混匀，早晚饭后口服。

二诊，2011年7月19日。

主诉：纳呆，白带量减。

检查：舌红，苔腻已除，脉缓。

诊断：脾运不佳，邪盛正衰。

治则：健脾益气，抗毒止痛。

方药：

（1）龟鹿二仙胶加味。

龟甲胶、鹿角胶、红参、西洋参各30g，陈皮30g，麦冬30g。

服法：研粉，2次/日，早晚饭后口服，10日量。

（2）四君子汤加味。

党参30g，白术10g，茯苓10g，炙甘草10g，佩兰叶15g，藿香12g，砂仁10g，沙参15g，海螵蛸12g，生姜、大枣为引。

服法：2剂，水煎服，每日1剂，每剂2煎，混匀，早晚饭后口服。

【按】患者生活质量提高，精神愉悦，临床良好。

4. 王X，女，56岁，2010年6月8日初诊。

主诉：宫颈癌手术后，出院10日，2010年5月25日手术，现眠差，纳呆。

检查：舌白腻，脉弱、涩。

诊断：湿阻中焦，肝郁气滞。

治则：芳香化湿，益气疏肝。

方药：玉屏风汤合血府逐瘀汤加味。

佩兰叶15g，黄芪30g，防风10g，白术10g，当归10g，生地15g，桃仁10g，红花10g，枳壳10g，怀牛膝15g，川芎6g，柴胡6g，赤芍15g，甘草10g，桔梗10g，酸枣仁30g。

服法：3剂，水煎服，每日1剂，每剂2煎，混匀，早晚饭后口服。

二诊，2010年6月15日。

主诉：自觉症状改善，精神、饮食改善。

检查：舌白腻，脉弱、涩。

诊断：湿阻中焦，肝郁气滞。

治则：芳香化湿，益气健脾。

方药：佩兰叶15g，黄芪30g，防风10g，白术10g，砂仁10g，鸡内金20g。

服法：3剂，水煎服，每日1剂，每剂2煎，混匀，早晚饭后口服。

三诊，2010年7月22日。

主诉：于2010年7月19日出院返乡，住山西省肿瘤医院门诊治疗1月，行放疗、化疗，现肠鸣、腹泻。

检查：舌暗腻，脉涩。

诊断：放疗、化疗后，气血瘀滞。

治则：补益气血，活血化瘀。

方药：龟鹿二仙胶加减。

龟甲胶、鹿角胶各30g，西洋参30g，三七15g，血竭15g，黄连15g。

服法：研粉，2次/日，早晚饭后口服，10日量。

四诊，2010年8月3日。

主诉：下肢乏力，肠鸣腹泻愈，脱发。

检查：舌暗苔腻，脉涩。

诊断：气滞血瘀，化疗受损。

治则：填精补髓，活血化瘀。

方药：龟鹿二仙胶加味。

龟甲胶、鹿角胶各30g，西洋参30g，三七参15g，血竭15g，黄连15g，何首乌30g。

服法：研粉，2次/日，早晚饭后口服，10日量。

五诊，2010年8月14日。

主诉：进食可，二便畅。

检查：舌已转淡红，苔已除。

诊断：正气亏损。

治则：扶正祛邪。

方药：龟鹿二仙胶加味。

全虫10g，鹿茸10g，龟甲胶、鹿角胶、三七、西洋参、何首乌、红参各30g，枸杞100g。

服法：研粉，2次/日，早晚饭后口服，10日量。

六诊，2010年8月26日。

主诉：临床体征无阴性反应。

检查：脉缓，舌润，面泽。

诊断：正气亏损。

治则：扶正祛邪。

方药：龟鹿二仙胶加味。

鹿茸片10g，全虫10g，何首乌、阿胶、龟甲胶、鹿角胶、红参、西洋参各30g，麦冬15g，枸杞100g。

服法：研粉，2次/日，早晚饭后口服，10日量。

七诊，2010年9月9日。

主诉：精神、二便均如常。

检查：脉、舌平和。

诊断：正气亏损。

治则：扶正祛邪。

方药：龟鹿二仙胶加味。

鹿茸片10g，全虫10g，何首乌、阿胶、龟甲胶、鹿角胶、红参、西洋参各30g，麦冬15g，枸杞100g。

服法：研粉，2次/日，早晚饭后口服，15日量。

八诊，2010年10月16日。

主诉：临床体征无阴性反应。

检查：脉缓，舌润，面泽。

诊断：正气亏损。

治则：扶正祛邪。

方药：龟鹿二仙胶加味。

鹿茸10g，全虫10g，何首乌、阿胶、龟甲胶、鹿角胶各30g，三七15g，红参30g，西洋参30g，麦冬15g，枸杞100g。

服法：研粉，2次/日，早晚饭后口服，15日量。

【按】中医的治病原则是对证不对病，本病例手术后气虚血瘀，首当益气化瘀。化疗、放疗后，会引起放射性肠炎等肠损伤，所以会出现肠鸣、腹泻等症状，对于化疗造成的机体伤害，中医的扶正、益气、养血手段必不可少；而填精益髓，必要的抗毒之品的投入，能起到很好的善后、抑制肿瘤之效，与化疗、放疗相得益彰，患者病情平稳，至今健在。

5. 王X，女，58岁，2016年6月2日初诊。

主诉：宫颈鳞癌，子宫全切清除，化疗3次，于晋中市第二人民医院手术，时间2016年3月1日，手术后1周放疗，住院40天，放疗23次，因白细胞下降，注射增白细胞剂后放疗，WBC 2.5×10^9/L，再注射增白细胞剂1针。现出院1周，使用增白细胞剂6次。

检查：舌淡红，脉弱。

诊断：虚弱体质，放疗损害。

治则：扶正固本。

方药：龟鹿二仙胶加味。

龟甲胶、鹿角胶各30g，红参、西洋参各15g，枸杞30g，牛膝15g，天麻15g，白芍15g，鹿茸10g，黄芪

100g、女贞子 100g。

服法：研粉，2 次 / 日，早晚饭后口服，10 日量。

二诊，2016年6月14日。

主诉：精神佳，大便溏，1 次 / 日，食欲差。

检查：面泽，脉缓。

诊断：虚弱体质，放疗损害。

治则：扶正固本。

方药：

（1）龟鹿二仙胶加味。

龟甲胶、鹿角胶各 30g，鹿茸 10g，砂仁 15g，麦冬 15g，白芍 30g，黄连 10g。

服法：研粉，2 次 / 日，早晚饭后口服，10 日量。

（2）苍术 10g，柴胡 6g，羌活 6g，防风 12g，白芷 10g，川芎 6g，藿香 10g，前胡 10g，连翘 15g，陈皮 10g，山楂 20g，枳实 6g，炒麦芽 20g，甘草 6g，桔梗 10g，紫苏叶 10g，厚朴 10g，神曲 15g，酸枣仁 20g。

服法：10 剂，水煎服，每日 1 剂，每剂 2 煎，混匀，早晚饭前口服。

三诊，2016年6月30日。

主诉：WBC 3.7×10^9/L，临床体征无阴性反应，睡眠差。

检查：面泽，脉缓。

诊断：虚弱体质，放疗损害。

治则：扶正固本。

方药：龟鹿二仙胶加味。

龟甲胶、鹿角胶各30g，枸杞30g，鹿茸片10g，红参、西洋参各15g，砂仁15g，麦冬15g，黄芪100g，女贞子100g。

服法：研粉，2次/日，早晚饭后口服，10日量。

四诊，2016年7月23日。

主诉：临床无症状，食后腹胀。

检查：脉弱舌淡苔腻。

诊断：正气亏损，脾气虚弱。

治则：扶正固本。

方药：龟甲胶、鹿角胶各30g，枸杞30g，鹿茸片10g，红参、西洋参各15g，砂仁15g，麦冬15g，黄芪60g，女贞子60g，酸枣仁30g，白术30g，三七10g。

服法：研粉，2次/日，早晚饭后口服，10日量。

注：放疗过程中，放射线会对机体造成骨髓抑制，影响造血功能，严重者需要补血，龟鹿二仙胶补益作用非凡，大补人之精、气、神，加以同类作用的中成药长期巩固，合理用药，临床症状可消除，生活质量良好。

第 10 章

卵巢癌

1. 付 X，女，60 岁，2009 年 4 月 11 日初诊。

主诉：卵巢癌手术后，纳呆，2009 年 3 月 28 日手术，化疗 1 次。

检查：舌淡苔白腻，脉弱。

诊断：卵巢癌手术后影响脾胃，脾胃气虚。

治则：理气醒脾，解毒化湿。

方药：六君子汤加味。

郁金 15g，鸡内金 15g，仙鹤草 20g，佩兰叶 15g，黄芪 30g，砂仁 10g，党参 30g，白术 10g，茯苓 10g，炙甘草 10g，半夏 10g，陈皮 10g，香附 10g，生姜、大枣为引。

服法：5 剂，水煎服，每日 1 剂，每剂 2 煎，混匀，早晚饭后口服。

二诊，2009年5月16日。

主诉：化疗后出现消化道反应，恶心，呕吐。

检查：舌淡苔白，脉濡。

诊断：脾胃不和，湿滞中焦。

治则：健脾和胃，止呕降逆。

方药：六君子汤加味。

郁金15g，鸡内金15g，仙鹤草20g，佩兰叶15g，黄芪30g，砂仁10g，佛手10g，竹茹15g，西洋参15g，党参30g，白术10g，茯苓10g，炙甘草10g，半夏10g，陈皮10g，香附10g，生姜、大枣为引。

服法：3剂，水煎服，每日1剂，每剂2煎，混匀，早晚饭后口服。

三诊，2009年5月26日。

主诉：指甲紫暗，进食增，WBC3.8×10^9/L。

检查：脉弱，舌淡。

诊断：气血亏损。

治则：补益气血，填精益髓。

方药：龟鹿二仙胶加味。

龟甲胶、鹿角胶各60g，西洋参60g，枸杞120g，砂仁60g，陈皮60g。

服法：研粉，2次/日，早晚饭后口服，1月量。

四诊，2009年6月27日。

主诉：化疗后3日，纳呆，脱发，呃逆。

检查：脉弱，关弦，舌淡。

诊断：气血亏损，化疗后胃肠反应。

治则：补益气血，填精益髓。

方药：龟鹿二仙胶加味。

龟甲胶、鹿角胶各6g，西洋参6g，枸杞12g，砂仁6g，陈皮6g，当归30g。

服法：研粉，2次/日，早晚饭后口服，10日量。

五诊，2009年8月31日。

主诉：昨日在晋中市第二人民医院化疗。现纳呆，呃逆。

检查：甲床黑，面色淡白，脉弱。

诊断：气血亏损，精血大伤。

治则：补益气血，填精益髓。

方药：龟鹿二仙胶加味。

龟甲胶、鹿角胶各50g，西洋参30g，砂仁20g，红参30g，枸杞15g。

服法：研粉，2次/日，早晚饭后口服，10日量。

六诊，2010年1月9日。

主诉：卵巢癌手术后，化疗4次后，已经半年。

检查：脉虚舌淡面色淡白。

诊断：气血亏损。

治则：补益气血，填精益髓。

方药：龟甲胶、鹿角胶、西洋参、红参各 50g，枸杞 150g。

服法：研粉，2 次 / 日，早晚饭后口服，10 日量。

七诊，2010年3月20日。

主诉：卵巢癌手术后 1 年。

检查：舌淡脉弱。

诊断：气血亏损。

治则：补益气血。

方药：怀牛膝、龟甲胶、鹿角胶、西洋参各 50g，枸杞 100g，砂仁 30g。

服法：研粉，2 次 / 日，早晚饭后口服，15 日量。

八诊，2010年4月11日。

主诉：临床无不适，症状、体征无变化，方药不变。稍有外感咳嗽。

方药：龟甲胶、鹿角胶各 50g，西洋参 30g，枸杞 100g，酸枣仁 30g，桔梗 15g，紫苏子 15g，砂仁 30g。

服法：研粉，2 次 / 日，早晚饭后口服，15 日量。

九诊，2010年8月24日。

主诉：临床症状良好，伴外感咳嗽。

检查：脉浮有力。

诊断：正气不足，外感咳嗽。

治则：扶正养血，解表止咳。

方药：鹿茸10g，龟甲胶60g，西洋参30g，枸杞100g，麻黄10g，杏仁15g，桔梗30g。

服法：研粉，2次/日，早晚饭后口服，10日量。

十诊，2010年10月12日。

主诉：临床体征良好。

检查：舌燥，脉缓。

诊断：正气不足，气虚血瘀。

治则：补益气血，活血化瘀。

方药：龟鹿二仙胶加味。

鹿角胶10g，龟甲胶60g，西洋参30g，枸杞100g，何首乌30g，知母30g。

服法：研粉，2次/日，早晚饭后口服，10日量。

十一诊，2011年9月1日。

主诉：卵巢癌全切术后两年半，临床体征良好。

检查：脉舌平和，面色红润，精神充足。

诊断：卵巢癌全切术后机体受损。

治则：补益气血，扶正祛邪。

处方：龟鹿二仙胶加味。

方药：龟甲胶、鹿角胶、砂仁、红参、西洋参各30g，三七15g，水蛭15g。

服法：研粉，2次/日，早晚饭后口服。1月量。

【按】这是一个成功的病例，至今10年过去，患者生活如常。卵巢癌手术切除术后，接受过4次化疗、1次放疗，因为反应剧烈而放弃。患者体形肥胖，多痰湿，化疗后肠胃刺激症状明显，故应以六君子汤健脾和胃，以龟鹿二仙胶补益精、气、神，加虫类有情之品的亲和力，很好地控制了病情，通过中药的善后，做到了对于西医的完美补充，结果很好，值得同仁研究。

2. 申X，女，50岁，2007年4月10日。

主诉：卵巢癌、肠癌手术后10月，便血、尿血。

检查：现贫血貌，脉虚芤，舌淡。

诊断：气血亏损，术后便血。

治则：补气止血，扶正。

方药：仙鹤草30g，白茅根30g，何首乌30g，槐花30g，石榴皮30g，三七粉（冲）10g，黄芪30g，当归10g，酒炒白芍30g，酒炒山楂30g，罂粟壳10g。

服法：2剂，水煎服，每3日2剂，每剂3煎，混匀，早晚饭后口服。

二诊，2007年4月14日。

主诉：里急后重、便血已经收到显著疗效。

检查：现贫血貌，脉虚芤，舌淡。

诊断：气血亏损，术后便血。

治则：补气止血，扶正。

方药：仙鹤草30g，白茅根30g，何首乌30g，槐花30g，石榴皮30g，三七粉（冲）10g，黄芪30g，当归10g，酒炒白芍30g，酒炒山楂30g，罂粟壳10g，木香2g，枳壳10g，莱菔子15g，甘草10g。

服法：2剂，水煎服，每3日2剂，每剂3煎，混匀，早晚饭后口服。

三诊，2007年4月21日。

主诉：直肠癌卵巢转移，管状腺癌溃疡型。

检查：2007年4月19日祁县人民医院B超示：膀胱占位3.6cm×4.0cm肿块，贫血貌，脉弱，舌淡，乏力。

诊断：直肠癌卵巢、膀胱转移，气血亏损。

治则：大补气血，益气排毒。

方药：

（1）白茅根30g，酒炒山楂30g，酒炒白芍30g，石榴皮20g，净全虫10g，当归10g，香橼20g，砂仁10g。

服法：3剂，水煎服，每日1剂，每剂2煎，混匀，早晚饭后口服。

（2）西黄丸3g×5瓶，3g/次，1次/日，饭后口服。

四诊，2007年5月1日。

主诉：大便不畅，尿血，无痛，乏力。

检查：脉弱舌淡，极度消瘦。

诊断：邪盛正衰，正气极亏。

治则：对症止血，益气消肿。

方药：石榴皮20g，郁金20g，罂粟壳10g，仙鹤草30g，金银花30g，延胡索15g，黄芪30g，白花蛇舌草30g。

服法：3剂，水煎服，每日1剂，每剂2煎，混匀，饭后早晚口服。

（2）云南白药胶囊0.25g×16粒 ×2盒，2粒/次，4次/日。

（3）西黄丸3g×6瓶，1.5g/次，4次/日，口服。

【按】不久患者全身转移，器官衰竭而亡。但是，此治疗方案是非常有效的。

3. 张X，女，36岁，2009年4月30日初诊。

主诉：因卵巢癌住北京某医院，出院33天，PT化疗。于4月2日出院，左附件数枚混合包块，子宫肌瘤，肠管转移，腹腔积水中量，食后胀满，频咳。

检查：舌淡腻，消瘦，脉沉涩。

诊断：卵巢癌大肠转移，腹水，气滞血瘀证。

治则：扶正祛邪，活血化瘀，败毒利水。

方药：玉屏风汤加味。

黄芪30g，白术10g，防风10g，砂仁10g，洋参20g，川厚朴10g，沉香6g，旱莲草20g，浙贝母15g，百合30g，车前子（包）20g，泽泻10g。

服法：5剂，水煎服，每日1剂，每剂2煎，混匀，早晚饭后口服。

二诊，2009年5月19日。

主诉：卵巢癌化疗后，行PT方案：紫杉醇210mg、顺铂100mg，腹腔注入。此为第三次化疗，1周后查血常规，3月后复查，乳腺增生。昨日出院。

检查：舌燥，苔腻，脉缓。

诊断：腹水，气滞血瘀证。

治则：扶正利水，健脾化瘀。

方药：

（1）龟鹿二仙胶化裁。

龟甲胶、鹿角胶、西洋参、炮甲珠各60g。

服法：研粉，2次/日，早晚饭后口服，24日量。

（2）玉屏风汤加味。

车前子（包）15g，佛手10g，竹茹10g，黄芪30g，旱莲草20g，防风10g，白术10g，何首乌30g，砂仁10g，黄精30g。

服法：5剂，水煎服，每日1剂，每剂2煎，混匀，早晚饭后口服。

三诊，2009年5月26日。

主诉：前天在外活动1天，逛超市。昨日肚脐周阵痛，大便频、色绿。

检查：舌淡苔腻，脉滑、濡。

诊断：脾胃不和，活动过度，气血不足。

治则：和解肠胃，补益气血，消肿抗毒。

方药：

（1）龟甲胶、鹿角胶、西洋参、枸杞各36g，砂仁20g，郁金30g，炮甲珠20g，云南白药8g，乳香10g，没药10g，牛黄0.5g，麝香0.5g。

服法：研粉，2次/日，早晚饭后口服，10日量。

（2）吴茱萸粉6g，敷脐，外用杜记独角膏贴脐，连续用5天。

四诊，2009年8月2日。

主诉：卵巢癌手术后化疗4次。2009年7月24日行PMV方案，食后腹泻。

检查：消瘦，脉弱，乏力，舌微腻。

诊断：脾胃不和，气虚血瘀。

治则：补益气血，健脾和胃。

方药：龟鹿二仙胶加味。

炮甲珠、龟甲胶、鹿角胶、西洋参、红参、三七各45g，黄连30g，枸杞90g。

服法：研粉，2次/日，早晚饭后口服，1月量。

五诊，2009年9月1日。

主诉：2009年8月29日第五次化疗，PT方案（卡铂、紫杉醇）临床良好。

检查：脉缓，舌淡，精神足。

诊断：正气亏损，气血瘀滞。

治则：补益气血，活血化瘀。

方药：

（1）龟鹿二仙胶化裁。

龟甲胶、鹿角胶、红参、西洋参、砂仁、炮甲珠各50g。

服法：研粉，10日量，每次15g，2次/日，饭后口服。

（2）自拟滋阴养血汤。

醋鳖甲（先煎半小时）20g，煅牡蛎（先煎半小时）30g，桑螵蛸15g，红参6g，黄芪30，当归10g，白芍15g，香附10g，天冬10g，甘草6g，熟地15g，川芎10g，银柴胡6g，丹参15g，山药15g，芡实20g。

服法：5剂，水煎服，每日1剂，每剂2煎，混匀，早晚饭后口服。

六诊，2009年9月24日。

主诉：昨日于北京某医院第六次化疗出院。化疗方案：卡铂、紫杉醇。

检查：面色淡白，脉缓，弱。

诊断：气血受损（化疗伤害）。

治则：补益气血，填精益髓，弥补化疗伤害。

方药：

（1）玉屏风汤加味。

黄芪30g，白术10g，防风10g，旱莲草20g，桑寄生30g。

服法：10剂，水煎服，每日1剂，每剂2煎，混匀，早晚饭后口服。

（2）炮甲珠60g，西洋参100g，红参100g，砂仁30g，龟甲胶120g，鹿角胶120g。

服法：研粉，2次/日，早晚饭后口服，1月量。

（3）龙眼肉200g，枸杞200g，每日各10g，嚼食。

七诊，2009年10月24日。

主诉：昨日出院，已行第七次化疗，临床体征良好。

检查：脉、舌平和，精神充足，每日玩电脑游戏。

诊断：气血受损（化疗伤害）。

治则：补益气血，填精益髓，弥补化疗伤害。

方药：炮甲珠20g，龟甲胶100g，鹿角胶200g，西洋参60g，鹿茸10g，砂仁20g。

服法：研粉，2次/日，早晚饭后口服，20日量。

八诊，2009年12月2日。

主诉：第八次化疗结束，临床体征良好。

检查：脉缓，舌淡红，苔薄白。

诊断：化疗后机体受损。

治则：扶正抗毒。

方药：

（1）龟鹿二仙胶加味。

炮甲珠60g，龟甲胶150g，鹿角胶150g，西洋参60g，红参70g，鹿茸片30g。

服法：研粉，2次/日，早晚饭后口服，1月量。

（2）枸杞500g，龙眼肉500g，自由食用，30日量。

（3）自制平消丸9g×60丸，1丸/次，2次/日，早晚饭后口服。

九诊，2010年1月12日。

主诉：精神、饮食良好。WBC 3.5×10^9/L，淋巴细胞0.9%。

检查：面色淡，脉虚。

诊断：化疗杀伤白细胞，气血亏虚。

治则：填精益髓，补益气血，抗毒消瘤。

方药：

（1）炮甲珠45g，龟甲胶、鹿角胶各200g，鹿茸片45g，红参45g，西洋参90g。

服法：研粉，2次/日，早晚饭后口服，45日量。

（2）自制平消胶囊0.5g×300粒，5粒/日，2次/日，早晚饭后口服。

十诊，2010年3月11日。

主诉：体重60 kg（2010年3月9日），北京某医院复查，WBC 2.64×10^9/L，B超均正常。

检查：面色淡，脉虚。

诊断：化疗后机体受损，气血亏虚。

治则：填精益髓，补益气血，抗毒消瘤。

方药：

（1）龟鹿二仙胶化裁。

鹿角胶150g，西洋参50g，红参50g，鹿茸30g，三甲粉100g。

服法：研粉，2次/日，早晚饭后口服。50日量。

（2）自制平消胶囊0.5g×300粒，5粒/次，2次/日，早晚饭后口服。

十一诊，2010年4月29日。

主诉：体重增，体力强，可外出活动5小时，无临床症状。

检查：面泽，脉有力，舌红苔薄白，白细胞数正常。

诊断：卵巢癌大肠转移，无腹水，体质恢复好，化疗后机体受损。

治则：填精益髓，补益气血，抗毒消瘤。

方药：

（1）龟鹿二仙胶合玉屏风散加味。

鹿角胶150g，西洋参50g，红参50g，鹿茸30g，三甲粉300g，黄芪30g，白术10g，防风10g，砂仁10g，川厚朴 10g，沉香 6g，旱莲草 20g，浙贝母 15g，百合 30g，车前子 20g，泽泻 10g，炮甲珠 100g。

服法：装胶囊，两月量，10g/ 次，2 次 / 日，饭后口服。

（2）自制平消丸 120 丸，1 丸 / 次，2 次 / 日，早晚饭后口服。

十二诊，2010年7月10日。

主诉：有腹水，脾、胰腺局部占位，于北京某医院化疗 1 次。住院查检验指标（-），左下肺小结节，腹腔积液，肠鸣痛，胃酸多。

检查：脉弱，舌淡微腻。

诊断：卵巢癌多部位转移，患者清楚病情，情绪不安。

治则：抗肿消瘤，理气安神，补益气血。

方药：

（1）西黄散加味。

乳香 15g，没药 15g，牛黄 1g，麝香 1g，黄连 30g，当归 30g，桃仁 30g，红花 30g，牛膝 30g，桔梗 30g。

服法：研粉，2 次 / 日，早晚饭后口服，15 日量。

（2）浙贝母 15g，海螵蛸 15g，白术 10g，酒炒白芍 30g，陈皮 10g，防风 10g，瓜蒌 10g，郁金 15g，黄连 10g，吴茱萸 3g，太子参 30g，沙参 30g，黄芪 30g，砂仁 10g。

服法：5 剂，水煎服，每日 1 剂，每剂 2 煎，混匀，早晚饭后口服。

【按】本病例由卵巢癌转移为大肠癌，并有中等量腹水形成，首当以消水为主，并调气、益气，在补益气血、增强体质的基础上，适当投以攻克，配合化疗。这是中西医结合治疗本病的有效方法。但必须含有对证手段，旱莲草、桑寄生有很好的补益肝肾作用，并能帮助恢复血细胞成分，消除化疗带来的刺激肠胃的不良反应。该患者共诊治时间为15月，期间化疗9次，通过中药的合理配合，极大地减轻了化疗、放疗带来的不良反应，没有经受过大的病痛折磨，提高了生活质量。虽然2月后因为癌细胞全身扩散而去世，但是就同类、同期住院患者相比较，是存活时间最长的，治疗方案还是非常有效果的。

4. 武X，女，52岁，2010年4月24日初诊。

主诉：卵巢癌肝转移，大量腹水，于山西省肿瘤医院化疗5次，戴引流袋，腹胀满，发病1年。在山西医科大学第二医院、山西省人民医院确诊为卵巢肿瘤，于山西省肿瘤医院化疗5次，已不适合手术。

检查：舌暗少津，脉沉关弦。

诊断：卵巢癌肝转移，臌证。

治则：健脾利水，益气，抗毒。

方药：

（1）党参30g，郁金15g，石韦30g，大腹皮15g，沉香6g，冬瓜皮30g，黄芪30g。

服法：3剂，水煎服，2日1剂，每剂3煎，2次/日，混匀，早晚饭后口服。

（2）西黄丸3g×5瓶，1.5g/次，2次/日，口服。

二诊，2010年4月29日。

主诉：近几日自觉身凉，恶心，室温过低，尿量增多。

检查：舌暗少津，脉沉关弦。

诊断：肝火犯胃，木旺克土，鼓证。

治则：健脾利水，疏肝和胃。

方药：

（1）玉屏风汤合六君子汤化裁。

黄芪30g，白术10g，防风10g，葛根15g，柴胡10g，砂仁10g，陈皮10g，沉香6g，香橼15g，藿香10g，冬瓜皮30g，党参30g，大腹皮15g。

服法：3剂，水煎服，2日1剂，每剂3煎，2次/日，混匀，早晚饭后口服。

（2）西洋参100g，炮甲珠60g。

服法：研粉，2次/日，口服，5日量。

注：服后腹水减少，饮食增加。

第 11 章

食管癌

1. 杨 X，男，62 岁，2011 年 9 月 29 日初诊。

主诉：距门齿 30~39cm 鳞癌伴坏死，进软食尚可。

检查：舌淡苔腻，脉弱。

诊断：食管癌，邪盛正虚证。

治则：扶正祛邪，对证止痛。

方药：

（1）全虫汁 50 枚量，100ml，每次 5ml，2 次 / 日，早晚饭后口服，10 日量。

（2）海螵蛸、三七、檀香、血竭各 15g。

服法：研粉，2 次 / 日，早晚饭后口服，5 日量。

二诊，2011年10月3日。

主诉：大便结，可进流食。

检查：舌淡苔腻，脉弱。

诊断：食管癌，邪盛正虚证。

治则：扶正祛邪，对证止痛。

方药：海螵蛸、三七、檀香、血竭各15g，玄明粉15g，炮甲珠15g。

服法：研粉：2次/日，早晚饭后口服，5日量。

注：服后进食较为顺畅。

2. 雷X，女，67岁，2011年9月27日初诊。

主诉：贲门癌术后75天，住院45天。现腹泻、烧心10余天。

检查：慢性病面容，面色淡白，语言低微，脉弱，舌下瘀点，舌淡。

诊断：术后体虚，肝火犯胃，胃肠不和，气滞血瘀。

方药：

（1）血府逐瘀汤加味。

当归10g，生地15g，桃仁10g，红花10g，枳壳10g，怀牛膝15g，川芎6g，柴胡6g，赤芍15g，甘草10g，桔梗10g，酸枣仁30g，黄连10g，高良姜6g。

服法：10剂，水煎服，每日1剂，每剂2煎，混匀，早晚饭后口服。

（2）云南白药2g，吴茱萸粉5g，混匀醋调贴脐，连用3天。

二诊，2011年11月8日。

主诉：食管鳞状癌Ⅱ级，距贲门30~34cm，2011年10月24日复查，左侧胸腔积液，吞咽欠利，咳嗽。

检查：消瘦，花剥苔，脉滑，面色淡。

诊断：悬饮，气阴两虚。

治则：滋阴益气，利水消瘀。

方药：龟鹿二仙胶化裁。

龟甲胶、鹿角胶各30g，红参30g，西洋参30g，砂仁10g，莪术10g，大黄10g。

服法：研粉，2次/日，早晚饭后口服，10日量。

三诊，2011年12月6日。

主诉：胸腔积液、咳嗽减。

检查：消瘦，花剥苔，脉滑，面色淡。

诊断：悬饮，气阴两虚。

治则：滋阴益气，利水消瘀。

方药：千金苇茎汤加味。

砂仁10g，薏苡仁10g，桃仁12g，芦根30g，冬瓜子30g，生黄芪30g，桔梗10g，五味子10g，葶苈子（包）10g，甘草10g，罂粟壳10g，柿蒂10g，佛手15g。

服法：3剂，水煎服，每日1剂，每剂2煎，混匀，早晚饭后口服。

四诊，2011年12月27日。

主诉：仍咳嗽，余好。

检查：胸腔积液，脉浮，舌赤苔薄黄。

诊断：肺热咳嗽。

治则：清肺止咳。

方药：麻杏石甘汤加味。

方药：麻黄10g，杏仁10g，石膏（先煎半小时）20g，甘草10g，葶苈子（包）10g，罂粟壳10g，川贝母10g，冬瓜子30g。

服法：3剂，水煎服，每日1剂，每剂2煎，混匀，早晚饭后口服。

【按】贲门癌属噎证范畴，手术后元气大伤，并影响到脾胃，出现消化不适，腹泻、烧心等症状，加之心情不畅，肝郁气滞，急需消除不适症状。云南白药有确切的抗癌作用，配合吴茱萸的温中作用，脐敷可近取用药，吸收较易。因肺为水之上源，患者出现胸腔积液，需要排液，葶苈子可以泻肺水，桔梗可提壶揭盖，二者共同作用达到利水效果，患者症状消除，病情稳定，至今健在。

3. 田X，男，67岁，2006年7月4日初诊。

主诉：贲门癌手术后1年，腹水，不能进食5天。

检查：极度消瘦，卧床不起，脉弱，舌瘦赤无苔。

诊断：元气亏损，邪盛正虚，鼓胀。

治则：益气利水止痛。

方药：郁金15g，延胡索15g，白芍30g，黄芪30g，石韦30g。

服法：3剂，水煎服，每日1剂，每剂3煎，混匀，频服。

二诊，2006年7月8日。

主诉：服药后尿量增加，每日大约1500ml，痛减，能喝少许米汤。

检查：脉弱，舌瘦赤无苔。

诊断：元气亏损，邪盛正虚。

治则：益气利水止痛。

方药：五淋散化裁。

郁金15g，延胡索15g，白芍30g，黄芪30g，石韦30g，葶苈子（包）12g，冬瓜皮30g，桂枝2g，茯苓30g。

服法：2剂，水煎服，每日1剂，每剂2煎，混匀，早晚饭后口服。

三诊，2006年7月15日。

主诉：尿量每日有1000ml，能喝少许米汤，余症无改变。

检查：语声低微，脉弱，舌瘦赤无苔。

诊断：元气亏损，邪盛正虚。

治则：益气利水止痛。

方药：五淋散化裁。

郁金15g，延胡索15g，白芍30g，黄芪30g，石韦30g，冬瓜皮30g，白术20g，茯苓30g，桂枝5g，水蛭10g，葶苈子（包）20g。

服法：4剂，水煎服，2日1剂，每剂2煎，混匀，早晚饭后口服。

【按】本病例就诊时已生命垂危，医院拒收，家属要求尽心治疗，中医对证维持，以大补元气、维护生命为首要任务，适量消除临床症状，减少痛苦。患者于2006年7月24日去世，用中药维持了20天生命。

4.梁X，男，78岁，2009年11月26日初诊。

主诉：食管腺癌半年，进食困难。

检查：出血性贫血貌，消瘦，面色㿠白，脉弱，舌淡。

诊断：食管癌，邪盛正虚，气血亏损。

治则：补精填髓，消肿止痛。

方药：

（1）龟鹿二仙胶加味。

龟甲胶、鹿角胶各50g，西洋参50g，枸杞100g，全虫30g。

服法：研粉，2次/日，早晚饭后口服，10日量。

（2）马钱子 0.1g、血竭 0.4g 装胶囊 20 粒。

服法：1 粒 / 次，2 次 / 日，早晚饭后口服，10 日量。

二诊，2009年12月8日。

主诉：食管癌伴胃底、贲门癌，有黑便 1 月。

检查：出血性贫血貌，消瘦，面色皖白，脉弱，舌淡。

诊断：食管癌，胃癌，邪盛正虚，气血亏损。

治则：补精填髓，消肿止痛，止血。

方药：

（1）净全虫 30g，2 次 / 日，早晚饭后口服，10 日量。

（2）六神丸 10 粒 ×6 瓶 ×5 盒，30 粒 / 日，分为 2 次吞服，10 日量。

三诊，2009年12月12日。

主诉：脉有力，除快进食时有阻塞感外，无其他异常。

检查：精神好，消瘦，脉虚，面色淡黄，少光泽，舌稍燥、赤。

诊断：食管癌，胃癌，邪盛正虚，气血亏损，少津。

治则：补精填髓，消肿止痛，止血，养阴。

方药：龟鹿二仙胶加味。

龟甲胶 20g，鹿角胶 20g，红参 20g，枸杞子 50g，炮甲珠 10g，沉香 10g，全虫 30g。

服法：研粉，2 次 / 日，早晚饭后口服，10 日量。

四诊，2009年12月19日。

主诉：大便潜血（+），余均可。

检查：精神好，消瘦，脉芤，面色淡黄，少光泽，舌稍燥、赤。

诊断：食管癌，胃癌，邪盛正虚，气血亏损，少津。

治则：补精填髓，消肿止痛，止血，养阴。

方药：龟鹿二仙胶加味。

龟甲胶20g，鹿角胶20g，红参20g，枸杞子50g，炮甲珠10g，沉香10g，全虫30g。

服法：研粉，2次/日，早晚饭后口服，10日量。

五诊，2009年12月31日。

主诉：临床体征（-），龟鹿二仙胶已经服完，今日换方。

检查：脉弱，面色萎黄，舌瘦赤、苔薄。

诊断：津液亏耗，正气虚弱，邪气亢盛。

治则：益气生津，排毒消肿，扶正祛邪。

方药：

（1）净全虫30g，三七30g。

服法：研粉，2次/日，早晚饭后口服，10日量。

（2）黄芪30g，白术10g，防风10g。

服法：10剂，水煎服，每日1剂，每剂2煎，混匀，顿服。

（3）西黄丸3g×10瓶×1盒，1.5g/次，2次/日，口服。

六诊，2010年1月12日。

主诉：临床体征良好，精神佳，服流食良好。

检查：面色转淡红，淡黑便，脉缓，舌赤苔燥。

诊断：津液亏耗，正气虚弱，邪气亢盛。

治则：益气生津，排毒消肿，扶正祛邪。

方药：龟鹿二仙胶照服。

西黄散加味。

（1）净全虫30g，三七30g，乳香10g，没药10g，牛黄1g，麻黄20g，麝香1g。

服法：研粉，2次/日，早晚饭后口服，10日量。

（2）黄芪30g，白术10g，防风10g。

服法：10剂，每日1剂，水煎频服，代茶饮。

七诊，2010年2月2日。

主诉：临床体征良好，无不适感。

检查：面泽，舌赤，较润，脉缓。

诊断：津液亏耗，正虚邪实。

治则：滋阴生津，益气消瘀，抗毒。

方药：

（1）硼砂10g，白及10g，鹿茸10g，沉香10g，净全虫60g，砂仁30g。

服法：研粉，2次/日，早晚饭后口服，10日量。

（2）平消散60g，2次/日，3g/次，早晚饭后口服。

八诊，2010年2月23日。

主诉：便秘，右肋下疼痛一周，肝占位1.8cm×1.1cm。

检查：右肋下压痛，脉弦，舌边暗红，苔润。

诊断：胃癌肝转移，肝郁气滞证。

治则：益气和肝，通腑止痛。

方药：番泻叶、大黄、当归、何首乌、桃仁、西洋参各10g。

服法：研粉，1~2次/日，饭后口服，5日量。

九诊，2010年2月27日。

主诉：临床体征良好。

检查：右肋无压痛，面色淡黄，脉弱，舌淡润。

诊断：胃癌肝转移，肝郁气滞证。

治则：益气和肝，通腑止痛。

方药：西黄散加味。

郁金30g，砂仁30g，龟甲100g，炮甲珠60g，乳香10g，没药10g，牛黄1g，麝香1g，全虫20g。

服法：研粉，2次/日，早晚饭后口服，10日量。

【按】食管癌出现梗阻，只能进流食，严重时滴水不进，导致机体所需能量不足，出现贫血、消瘦状态，属正虚邪实证；全虫、六神丸有抗毒、消肿之功效，龟鹿二仙胶补充机体能量，硼砂有破积作用，在这种治疗方法下，患者曾有两个多月的时间恢复了进食（指一般的面食）。在癌变又转移到肝脏的情况下，又当兼顾消化系统症状，疏肝理气，通腑止痛，需要用到大黄、何首乌、番泻叶等泻下、润肠的药物，用以提高生活质量。该患者接诊时已属不治之症，医院拒收，找中医想办法，维持了一百多天生命，所谓大厦之将倾，非独木所能倚也，但也说明了中医的神奇疗效。

5. 雷X，女，71岁，2009年9月30日初诊。

主诉：食管中段鳞癌，放疗33次，出院15日，高血压病10年，陈旧性脑梗死，现咳嗽痰多，进食时咽痛。

检查：舌淡苔白腻，脉弱。

诊断：食管癌，放疗后影响脾胃，湿滞中焦。

治则：健脾和胃，理气止痛。

方药：异功散加味。

党参30g，白术10g，半夏10g，炙甘草10g，佩兰叶15g，茯苓20g，柿蒂15g，沉香30g，砂仁10g，生姜、大枣为引。

服法：2剂，水煎服，每日1剂，每剂2煎，混匀，早晚饭后口服。

二诊，2009年10月12日。

主诉：进食好，WBC3.5×10^9/L。

检查：面舌色淡，脉弱。

诊断：正气亏损，气虚血瘀。

治则：填精益髓，活血化瘀。

方药：龟鹿二仙胶化裁。

砂仁 20g，龟甲胶、鹿角胶各 30g，西洋参 30g，枸杞 100g。

服法：研粉，2 次 / 日，早晚饭后口服，10 日量。

三诊，2011年1月8日。

主诉：食管癌放疗 33 次，已 4 个月，近来进食尚好，乏力，精神差。

检查：面、舌色淡，脉弱。

诊断：正气亏损，气虚血瘀。

治则：填精益髓，活血化瘀。

方药：龟鹿二仙胶化裁。

砂仁 15g，龟甲胶 60g，鹿角胶 60g，红参、西洋参各 30g，当归 10g，桃仁 10g，红花 10g，枸杞 60g。

服法：研粉，2 次 / 日，早晚饭后口服，10 日量。

四诊，2011年2月16日。

主诉：临床体征（－），便秘。

检查：脉弱舌淡、苔燥。

诊断：血虚肠燥。

治则：养血健脾，润燥。

方药：异功散加味。

党参30g，白术10g，茯苓10g，炙甘草10g，佩兰叶15g，柿蒂15g，沉香30g，砂仁10g，大黄10g，莪术15g，鹿角胶、龟甲胶各60g，西洋参30g，生姜、大枣为引。

服法：研粉，10g/次，2次/日，早晚饭后口服，15~20日量。

五诊，2011年3月17日。

主诉：临床平稳，症状、体征无变化，诊断、治疗不变。

方药：党参30g，白术10g，茯苓10g，炙甘草10g，佩兰叶15g，柿蒂15g，沉香30g，砂仁10g，大黄10g，莪术15g，鹿角胶、龟甲胶各60g，西洋参30g。

服法：研粉，2次/日，早晚饭后口服，15~20日量。

六诊，2011年4月12日。

主诉：进食好，顺利，唯乏力。

检查：苔燥，脉弱，舌淡。

诊断：血虚肠燥。

治则：益气润肠，填精益髓。

方药：三七15g，大黄20g，莪术20g，砂仁20g，龟甲胶、鹿角胶各60g，西洋参30g，当归10g，桃仁10g，红花10g，川芎10g。

服法：研粉，2次/日，早晚饭后口服，10日量。

七诊，2011年6月23日。

主诉：饮食好，精神充足，无临床不适。

检查：脉、舌平和。

诊断：正气不足。

治则：扶正抗毒，益气败毒。

方药：三七15g，大黄20g，莪术20g，砂仁20g，当归10g，桃仁10g，红花10g，川芎10g，鹿角胶、龟甲胶各60g，白芍20g，西洋参30g。

服法：研粉，2次/日，早晚饭后口服，1月量。

八诊，2011年9月1日。

主诉：出院已1年，饮食可，食管癌放疗后1年，无临床不适。

检查：脉、舌平和。

诊断：正气不足。

治则：扶正抗毒，益气败毒。

方药：三七15g，大黄20g，莪术20g，砂仁20g，鹿角胶、龟甲胶各60g，红参、西洋参各30g，当归10g，桃仁10g，红花10g，川芎10g，白芍20g。

服法：研粉，2次/日，早晚饭后口服，1月量。

九诊，2011年11月8日。

主诉：临床可，放疗后14月。

检查：脉弱，舌赤苔燥。

诊断：气血亏损，血燥。

治则：养血润燥，填精益髓。

方药：三七15g，大黄20g，莪术20g，砂仁20g，鹿角胶、龟甲胶各60g，西洋参30g，益智仁30g，牛膝30g，当归10g，桃仁10g，红花10g，川芎10g，白芍20g。

服法：研粉，2次/日，早晚饭后口服，1月量。

十诊，2012年2月9日。

主诉：临床进食尚好，放疗后17个月。

检查：体征正常。

诊断：正虚邪实。

治则：扶正抗毒。

方药：龟鹿二仙胶加味。

三七15g，大黄20g，莪术20g，砂仁20g，鹿角胶、龟甲胶各60g，西洋参30g，益智仁30g，全虫15g，红参30g，牛膝30g，当归10g，桃仁10g，红花10g，川芎10g，白芍20g。

服法：研粉，2次/日，早晚饭后口服。1月量。

十一诊，2012年5月15日。

主诉：进食可，睡眠足，进食佳。

检查：淡红舌，薄白苔，面色润。

诊断：正虚邪实。

治则：扶正祛邪。

方药：大黄30g，全虫30g，红参、西洋参各30g，三七30g，龟甲胶、鹿角胶各60g。

服法：研粉，2次/日，早晚饭后口服，1月量。

十二诊，2012年7月3日。

主诉：临床良好。要求巩固疗效服药。

治则：补益正气。

方药：党参30g，白术10g，茯苓10g，炙甘草10g，佩兰叶15g，柿蒂15g，沉香30g，砂仁30g。

服法：研粉，1次/2日，饭后口服，1月量。

十三诊，2012年9月8日。

主诉：临床良好，进软食顺利，放疗后两年。

方药：

（1）四君子汤加减。

党参30g，白术10g，茯苓10g，炙甘草10g，佩兰叶15g，柿蒂15g，沉香30g，砂仁10g。

服法：5剂，水煎服，每日1剂，每剂2煎，混匀，早晚饭后口服。

（2）砂仁30g，何首乌30g，鹿茸10g，枳实30g，白术30g。

服法：研粉，1次/日，饭后口服，1月量。

十四诊，2012年10月9日。

主诉：临床体征（-），病情平稳，放疗后27月。

检查：脉弱，舌淡红。

诊断：气血不足。

治则：健脾益气。

方药：

（1）四君子汤加味。

党参30g，白术10g，茯苓10g，炙甘草10g，佩兰叶15g，柿蒂15g，沉香30g，砂仁10g，生姜、大枣为引。

服法：5剂，水煎服，每日1剂，每剂2煎，混匀，早晚饭后口服。

（2）砂仁30g，何首乌30g，鹿茸10g，枳实30g，白术30g，玉竹60g。

服法：研粉，1次/日，饭后口服，1月量。

十五诊，2012年11月27日。

主诉：临床体征（－）。

检查：脉、舌平和。

诊断：体质虚弱。

治则：健脾益气，增强体质。

方药：

（1）四君子汤加味：党参30g，白术10g，茯苓10g，炙甘草10g，佩兰叶15g，柿蒂15g，沉香30g，砂仁10g，生姜、大枣为引。

服法：5剂，水煎服，每日1剂，每剂2煎，混匀，早晚饭后口服。

（2）砂仁 30g，何首乌 30g，鹿茸 10g，枳实 30g，白术 30g，玉竹 60g，佛手 30g。

服法：研粉，6g/次，1次/日，饭后口服，1月量。

十六诊，2013年7月2日。

主诉：食管癌放疗后3年，临床体征良好。

检查：脉、舌平和，精力充沛。

诊断：体质虚弱。

治则：健脾益气，增强体质。

方药：西洋参、全虫、三七各 30g，黄芪 150g，女贞子 150g。

服法：研粉，每日1次，饭后口服，1月量。

【按】患者原有心脑血管病，出现食管癌以后，虽经过33次放疗，但食管的不适症状仍然存在，西医认为再无手段可治，只能观察等待。本病例坚持以龟鹿二仙胶为主方，扶正善后，做到了中西医手段的合理结合，即扶正与祛邪并举。通过中药的配合，消除了放疗带来的不良反应。其一直服用中药3年多时间，事实说明，龟鹿二仙胶有确切的免疫作用，对于恢复体质作用匪浅，后患者完全消除了临床症状，至今仍然健在。

6. 李X，男，82岁，2005年9月1日初诊。

主诉：食管癌，吞咽困难，唾白沫1月。

检查：脉、舌正常，精神可。

诊断：噎证（食管癌）。

治则：活血抗毒，通关散结。

方药：自拟通关散。

三七粉10g，全虫10g，海螵蛸10g，血竭10g。

服法：研粉，2次/日，早晚饭后口服，5日量。

二诊，2005年9月6日。

主诉：食管梗阻，吐白沫。

检查：舌润脉缓。

诊断：胃气上逆。

治则：健胃降逆。

方药：佩兰叶10g，砂仁10g，沉香10g，佛手10g，代赭石（先煎半小时）30g。

服法：2剂，水煎服，每日1剂，每剂2煎，混匀，早晚饭后口服。

三诊，2005年9月8日。

主诉：症状、体征无变化，治则不变。

方药：佩兰叶10g，砂仁10g，沉香10g，佛手10g，代赭石（先煎半小时）30g，柿蒂15g，白术10g。

服法：2剂，水煎服，每日1剂，每剂2煎，混匀，早

晚饭后口服。

四诊，2005年9月13日。

主诉：症状、体征无变化，治则不变。

方药：

（1）三七粉10g，全虫10g，海螵蛸10g，血竭10g，炮甲珠10g。

服法：研粉，3次/日，早中晚饭后口服，3日量。

（2）柿蒂10g，砂仁10g，佩兰叶15g，生黄芪30g，陈皮10g，太子参30g。

服法：2剂，水煎服，每日1剂，每剂2煎，混匀，早晚饭后口服。

五诊，2005年9月17日。

主诉：进食有所通畅，口中濡白沫减少。

检查：脉缓，舌赤苔薄白。

诊断：噎证，正气充足，邪气亢盛。

治则：通关散结，益气败毒消瘀。

方药：

（1）炮甲珠10g，云南白药保险子20粒，西洋参15g，血竭10g，全虫10g。

服法：研粉，2次/日，早晚饭后口服，5日量。

（2）通关散10g，1g/次，2次/日，早晚饭后口服，5日量。

（3）自制平消丸 9g×10 丸，1 丸 / 次，2 次 / 日，早晚饭后口服，5 日量。

六诊，2005年10月1日。

主诉：半流食已能畅进，近半月来未恶心，生活质量好，体征无变化。

治则：上次方再服。

七诊，2005年10月22日。

主诉：吞咽顺畅，过多进食时有时呕。

检查：脉缓，舌赤苔薄白。

诊断：噎证，正气充足，邪气亢盛。

治则：通关散结，益气败毒消瘀。

方药：

（1）炮甲珠 10g，云南白药 20 粒，西洋参 15g，血竭 10g，全虫 10g，黄芪 50g，当归 50g。

服法：研粉，2 次 / 日，早晚饭后口服，5 日量。

（2）自制平消丸 9g×10 丸，1 丸 / 次，2 丸 / 日。

（3）开关散（全虫汁 50 枚量，云南白药 20 粒，三甲粉 12g，白芍 12g。）

服法：蜜调糊状，2 次 / 日，早晚饭后口服，5 日量。

八诊，2005年11.3。

主诉：临床良好，进食畅通。

检查：脉缓舌淡红，面色润泽。

诊断：噎证，正气充足，邪气亢盛。

治则：通关散结，益气败毒消瘀。

方药：炮甲珠10g，云南白药保险子20粒，西洋参15g，血竭10g，全虫10g，易开关散。

服法：研粉，2次/日，早晚饭后口服，10日量。

九诊，2005年11月15日。

主诉：临床良好，进食、二便畅通。

检查：脉缓，舌淡红，面色润泽。

诊断：噎证，正气充足，邪气亢盛。

治则：通关散结，益气败毒消瘀。

方药：炮甲珠10g，云南白药保险子20粒，西洋参15g，血竭10g，全虫10g。

服法：研粉，2次/日，早晚饭后口服，10日量。

十诊，2005年11月26日。

主诉：临床良好，症状、体征无变化，治则、方药不变，上方再服10日。

十一诊，2006年1月3日。

主诉：进食顺利，近几日音粗，因多食干燥食物而致，便秘。

检查：舌红润，面泽，脉缓。

诊断：胃肠上火。

治则：泻火润肠。

方药：川贝母10g，诃子10g，乌梅20g，葛根100g，茯苓50g，甘草10g，天花粉20g，百药煎20g，芦荟20g。

服法：研粉，每日2次，早晚饭后口服，10日量。

十二诊，2006年1月17日。

主诉：临床良好，今日已能畅通服食面条，精神佳。

检查：脉舌平和，无病态体征。

诊断：噎证，症状已得到有效控制。

治则：巩固疗效，益气败毒消瘀。

方药：炮甲珠10g，云南白药保险子20粒，西洋参15g，血竭10g，全虫10g，牛黄2g。

服法：研粉，2次/日，早晚饭后口服，10日量。

十三诊，2006年2月18日。

主诉：临床进食、精神良好，脉舌平和，无不适症状与体征，巩固疗效。

方药：上方散剂照服10日。

【按】该患者属噎证（食管癌），曾在省肿瘤医院确诊，因为年事已高，家属不愿意接受手术、化疗、放疗等西医手段而采用中医保守治疗，病症得到极好的控制。但因家属的无知，竟然认为患者是医院误诊，说其父不可能是食管癌，否则，为什么情况如此之好而停止治疗，导致2月后病症复发，医治无效而亡。

7. 郭X，男，65岁，2014年4月29日初诊。

主诉：食管癌术后，未行任何放疗、化疗治疗，口干舌燥，于2014年3月10日手术。

检查：消瘦，面色皖白，脉弱双溢，舌淡苔燥。

诊断：正气亏损，胃弱津耗。

治则：扶正养胃，疏肝解郁，抗毒消瘤。

方药：

（1）解郁安神散加味。

黄芪100g，女贞子100g，柴胡20g，石菖蒲20g，半夏20g，白术20g，远志10g，炙甘草10g，栀子10g，胆南星20g，郁金20g，龙齿20g，炒枣仁60g，当归20g，茯苓20g，大枣10g，浮小麦20g。

服法：研粉，每日2次，早晚饭后口服，10日量。

（2）全虫汁50枚量（100ml）。

服法：每次5ml，2次/日，早晚饭后口服。

二诊，2014年5月13日。

主诉：口干减，进流食可。

检查：脉缓，舌燥已润。

诊断：噎证，正气亏损。

治则：扶正养胃，疏肝解郁，抗毒消瘤。

方药：

（1）上方加三七10g。

服法：研粉，2 次 / 日，早晚饭后口服，10 日量。

（2）全虫汁 50 枚量，服法不变。

三诊，2014年5月24日。

主诉：口干、舌燥已除，精神好，面泽，进流食通畅。

检查：脉缓舌润，面色淡黄。

诊断：噎证，正气亏损。

治则：扶正养胃，疏肝解郁，抗毒消瘤。

方药：

（1）解郁安神散加味。

黄芪 100g，女贞子 100g，柴胡 20g，石菖蒲 20g，半夏 20g，白术 20g，远志 10g，炙甘草 10g，栀子 10g，胆南星 20g，郁金 20g，龙齿 20g，炒酸枣仁 60g，当归 20g，茯苓 20g，大枣 10g，三七 15g，浮小麦 20g。

服法：研粉，每日 2 次，早晚饭后口服。15 日量。

（2）全虫汁 50 枚量（100ml），5ml/ 次，2 次 / 日，早晚饭后口服。

（3）六神丸 10 粒 ×20 瓶。

服法：1 瓶 / 次，2 次 / 日，早晚饭后含服。

四诊，2014年6月3日。

主诉：饮食较增（体重未增减）。

检查：脉、舌正常，二便正常，面容消瘦。

诊断：正气亏损，胃气虚弱。

治则：扶正祛邪，活血养胃。

方药：参梅养胃散加味。

沙参 30g，山楂 20g，乌梅 15g，红花 10g，莪术 10g，木香 6g，蒲公英 30g，丹参 15g，甘草 6g，白芍 20g，当归 10g，黄芪 30g，女贞子 30g，三七 10g。

服法：10 剂，水煎服，每日 1 剂，每剂 2 煎，混匀，早晚饭前口服。

五诊，2014年7月24日。

主诉：临床体征良好，食管癌术后，生活质量良好，进食可。

检查：脉弱舌淡苔腻。

诊断：正气亏损，胃气虚弱。

治则：扶正祛邪，活血养胃。

方药：参梅养胃散加味。

沙参 30g，山楂 20g，乌梅 15g，红花 10g，莪术 10g，木香 6g，蒲公英 30g，丹参 15g，甘草 6g，白芍 20g，当归 10g，黄芪 30g，女贞子 30g，三七（冲）10g，陈皮 10g。

服法：10 剂，水煎服，每日 1 剂，每剂 2 煎，混匀，早晚饭前口服。

六诊，2014年8月14日。

主诉：进食由每日 6 次改为 4 次，畅通。

检查：体重增加，脉弱舌淡。

诊断：正气亏损，胃气虚弱。

治则：扶正祛邪，活血养胃。

方药：血府逐瘀汤加味。

当归 10g，生地 15g，桃仁 10g，红花 10g，枳壳 10g，牛膝 15g，川芎 6g，柴胡 6g，赤芍 15g，甘草 6g，桔梗 12g，黄芪 30g，女贞子 30g，沙参 30g，山楂 20g，乌梅 15g。

服法：10 剂，水煎服，每日 1 剂，每剂 2 煎，混匀，早晚饭前口服。

七诊，2014年9月27日。

主诉：血常规值全部低于正常，临床体征（－），食管癌术后 7 月。

检查：脉弱、舌淡、面色淡。

诊断：正气亏损，胃气虚弱。

治则：扶正祛邪，活血养胃。

方药：

（1）参梅养胃散加味。

沙参 30g，山楂 20g，乌梅 15g，红花 10g，莪术 10g，木香 6g，蒲公英 30g，丹参 15g，甘草 6g，白芍 20g，当归 10g，黄芪 30g，女贞子 30g，三七（冲）10g，陈皮 10g。

服法：10 剂，水煎服，每日 1 剂，每剂 2 煎，饭前口服。

（2）自制平消丸 9g×20 丸，1 丸 / 次，2 次 / 日，早晚饭后口服，10 日量。

八诊，2014年10月18日。

主诉：食管癌术后 8 个月，全血常规低。

检查：脉弱，舌淡，面色淡。

诊断：正气亏损，胃气虚弱。

治则：扶正祛邪，活血养胃。

方药：龟鹿二仙胶加味。

阿胶、龟甲胶、鹿角胶各 50g，枸杞 100g，红、洋参各 30g，砂仁 30g，鸡内金 30g，当归 20g，黄芪 100g，白术 30g，防风 30g，三七 30g。

服法：研粉，1 月量，10g/ 次，2 次 / 日，饭后口服。

九诊，2014年12月30日。

主诉：体力劳动后，手术切口处有牵痛感，于 2014 年 3 月 3 日入住山西省肿瘤医院，4 月 4 日出院，术后 10 月，进食、饮食基本正常。

检查：脉弱，舌淡，面色淡。

诊断：正气亏损，胃气虚弱。

治则：扶正祛邪，活血养胃。

方药：

（1）黄芪 300g，女贞子 300g。

服法：每日各 30g，水煎频饮。

（2）三七粉 20g，2 次 / 日，早晚饭后口服，10 日量。

（3）自制平消丸 9g×20 丸，1 丸 / 次，2 次 / 日，早晚饭后口服，10 日量。

十诊，2015年1月10日。

主诉：术后 10 月，过用力后致切口处疼痛，少活动即痛减。

检查：脉缓舌淡，面容消瘦。

诊断：正气亏虚，邪气减弱。

治则：补益正气，养血抗毒。

方药：三七 10g，血竭 10g，砂仁 10g，土鳖虫 10g。

服法：研粉，2 次 / 日，早晚饭后口服，5 日量。

十一诊，2015年8月11日。

主诉：消化不良，腹泻，食管癌术后 1 年。

检查：舌淡苔腻，脉滑。

诊断：脾胃不和。

治则：健脾和胃。

方药：左金汤加味。

酒炒白芍 30g，酒炒山楂 30g，麦芽 20g，焦山楂 30g，砂仁 10g，黄连 10g，吴茱萸 3g，茯苓 12g，泽泻 10g，藿香 10g。

服法：3 剂，水煎服，每日 1 剂，每剂 2 煎，混匀，早晚饭后口服。

十二诊，2015年8月22日。

主诉：头部跌碰后眩晕3天。

检查：脉缓，舌质红。

诊断：血瘀疼痛，气血亏损。

治则：补益正气，活血化瘀。

方药：沙参30g，山楂20g，乌梅15g，红花10g，莪术10g，木香6g，蒲公英30g，丹参15g，甘草6g，白芍20g，当归10g，黄芪30g，女贞子30g，三七（冲）10g，天麻10g，陈皮10g。

服法：10剂，水煎服，每日1剂，每剂2煎，混匀，饭前口服。

十三诊，2015年9月5日。

主诉：咳嗽，带有粉红色痰，纳呆。

检查：舌腻，脉滑。

诊断：脾胃不和，肺气亏虚。

方药：蛤蚧定喘散加味。

蛤蚧、炒苏子、瓜蒌子、杏仁、麻黄、石膏、甘草、紫菀、炙鳖甲、黄芩、麦冬、黄连、百合各10g，黄芪30g，女贞子30g，砂仁10g，白术10g。

服法：研粉，2次/日，早晚饭后口服，10日量。

十四诊，2015年9月12日。

主诉：咳嗽已愈，乏力，眩晕。

检查：脉弱舌淡。

诊断：气血亏虚，血虚头晕。

治则：补气养血，和胃定晕。

方药：

（1）参梅养胃散加味。

沙参30g，山楂20g，乌梅15g，红花10g，莪术10g，木香6g，蒲公英30g，丹参15g，甘草6g，白芍20g，当归10g，黄芪30g，女贞子30g，三七（冲）10g，天麻10g，酸枣仁30g，陈皮10g。

服法：10剂，水煎服，每日1剂，每剂2煎，早晚饭前口服。

（2）自制平消丸9g×20丸，1丸/次，2次/日，早晚饭后口服，10日量。

十五诊，2016年5月26日。

主诉：胃癌术后2年余，唾沫多，口干，便秘。

检查：脉、舌平和，面泽，体重恢复正常。

诊断：正气亏虚，脾胃不和。

治则：益气养胃，和解中焦。

方药：苍术、柴胡、羌活、防风、白芷、川芎、藿香、前胡、连翘、陈皮、山楂、枳实、炒麦芽、甘草、桔梗、紫苏叶、厚朴、神曲、红参、白术、黄连、大黄各15g。

服法：研粉，每日2次，早晚饭前口服，10日量。

【按】食管癌手术不可能将癌细胞全部扫除，手术只能切除主要病灶，遗留问题需要中药善后。按照四诊合参、辨证施治、整体调治法则，首先要消除临床症状。全虫有极好的抗食管癌作用，自制平消丸抗癌疗效独特，血竭、土鳖虫止痛效果好，虽然有中成药的应用，但是只要病症相符疗效也是确切的，患者至今生活如常，已经恢复正常体质。

8. 张X，男，47岁，2006年5月18日初诊。

主诉：食管癌手术后5周，左锁上区可见淋巴结显示0.4cm×0.32cm，实性结节，眠差，进食差，半流食。

检查：舌嫩苔白，消瘦，脉虚。

诊断：食管癌，脾胃虚弱证。

治则：补益脾胃，理气消食。

方药：六君子汤加味。

鸡内金30g，沉香6g，黄芪30g，党参30g，茯苓20g，白术10g，炙甘草10g，半夏10g，陈皮10g，香附10g，砂仁10g，生姜、大枣为引。

服法：3剂，水煎服，每日1剂，每剂2煎，混匀，早晚饭后口服。

二诊，2006年5月23日。

主诉：无药物反应，进食似增。

检查：舌嫩苔白，消瘦，脉虚。

诊断：食管癌，脾胃虚弱证。

治则：补益脾胃，理气消食。

方药：香砂六君子汤加味。

党参30g，茯苓20g，白术10g，炙甘草10g，半夏10g，陈皮10g，香附10g，砂仁10g，鸡内金30g，沉香6g，黄芪30g，枳实10g，生姜、大枣为引。

服法：3剂，水煎服，每日1剂，每剂2煎，混匀，早晚饭后口服。

三诊，2006年5月30日。

主诉：症同二诊，临床无变化，症状、体征不变。

方药：香砂六君子汤加味。

党参30g，茯苓20g，白术10g，炙甘草10g，半夏10g，陈皮10g，香附10g，砂仁10g，鸡内金30g，沉香6g，黄芪30g，酸枣仁30g，龙眼肉20g，生姜、大枣为引。

服法：3剂，水煎服，每日1剂，每剂2煎，混匀，早晚饭后口服。

四诊，2006年6月6日。

主诉：胸口有刺痛，进食增加，较畅，精神增加，二便畅。

检查：脉缓，脉力增加，舌淡红，苔薄白。

诊断：胃气增强，正气增加。

治则：补益脾胃，败毒安神。

方药：香砂六君子汤加味。

方药：党参 30g，茯苓 20g，白术 10g，炙甘草 10g，半夏 10g，陈皮 10g，香附 10g，砂仁 10g，鸡内金 30g，龙眼肉 6g，黄芪 30g，酸枣仁 30g，郁金 12g，枳实 10g，白花蛇舌草 30g，生姜、大枣为引。

服法：3 剂，水煎服，每日 1 剂，每剂 2 煎，混匀，早晚饭后口服。

五诊，2006年6月13日。

主诉：病情稳定，胸痛显著减轻，进食增加，畅通，精神足。

检查：舌淡红，脉缓有力。

诊断：食管癌术后，正虚邪敛。

治则：扶正败毒。

方药：

（1）自制平消丸 9g × 30 丸，1 丸 / 次，2 次 / 日，口服，15 日量。

（2）白花蛇舌草 300g，水冲频服，每日 30g，10 日量。

（3）薏苡仁 500g，煮吃，每日 50g，10 日量。

【按】后来患者进食畅通，生活能自理，至今仍健在。

第 12 章

乳腺癌

1. 阴 X，女，50 岁，2006 年 11 月 11 日初诊。

主诉：乳腺癌手术后第 8 年复发，骨转移，疼痛。

检　查：WBC 1.41×10^{12}/L，PLT 63×10^{9}/L，HBG 46g/L（正常值 110~160g/L）。脉弱，舌淡，面色㿠白。

诊断：乳腺癌骨转移，正气亏损。

治则：填精益髓，败毒消肿。

方药：

（1）龟鹿二仙胶加味。

龟甲胶、鹿角胶各 6g，枸杞 10g，西洋参 30g，炮甲珠 5g，黄芪 30g，鸡血藤 30g。

服法：4 剂，水煎服，每日 1 剂，每剂 2 煎，混匀，早晚饭后口服。

（2）西黄丸 3g × 10 瓶 × 1 盒，3g/ 次，2 次 / 日，饭后口服。

二诊，2006年11月16日。

主诉：精神增强，饮食可。

检查：WBC 3.2×10^9/L，PLT 96×10^9/L，HBG 49g/L，其他项目稳定，脉弱，舌淡。

诊断：乳腺癌骨转移，正气亏损。

治则：填精益髓，败毒消肿。

方药：

（1）龟鹿二仙胶加味。

龟甲胶、鹿角胶、炮甲珠、西洋参各6g，砂仁15g。

服法：研粉，2次/日，早晚饭后口服，6日量。

（2）鸡血藤50g，5剂，水煎频饮，5日量。

三诊，2006年11月21日

主诉：症状、体征无变化。

治则：按昨日药，加服。

方药：

（1）西黄丸3g×10瓶×1盒，3g/次，2次/日，口服。

（2）阳和汤加味。

补骨脂20g，骨碎补20g，透骨草20g，山茱萸20g，熟地30g，麻黄2g，白芥子6g，肉桂3g，炮姜2g，川乌2g。

服法：5剂，水煎服，每日1剂，每剂3煎，混匀，早晚饭后口服。

四诊，2006年11月28日。

主诉：痛减，食增，精神可。

检查：PLT 78×10^{9}/L，面色转淡红，有光泽，脉弱，舌淡。

诊断：乳腺癌骨转移，正气亏损。

治则：填精益髓，败毒消肿。

方药：阳和汤加味。

补骨脂20g，骨碎补20g，透骨草20g，山茱萸20g，熟地30g，麻黄2g，白芥子6g，肉桂3g，炮姜2g，川乌2g。

服法：5剂，水煎服，每日1剂，每剂3煎，混匀，早晚饭后口服。

（2）西黄丸3g×10瓶，3g/次，2次/日，饭后口服。

五诊，2006年12月5日。

主诉：无痛感，精神较好。

检查：脉弱，舌淡，精神增加。

诊断：乳腺癌骨转移，正气亏损，血细胞低。

治则：补气生血，止痛。

方药：龟鹿二仙胶加味。

鹿角胶10g，龟甲胶10g，西洋参6g，枸杞20g，鸡血藤30g，三甲粉45g。

服法：研粉，2次/日，早晚饭后口服，5日量。

六诊，2006年12月12日。

主诉：精神好，睡眠佳，饮食可。

检查：WBC 5.3×10^9/L，其他血常规化验数据均上升，脉弱，舌淡。

诊断：气血大亏。

治则：扶正消症。

方药：

（1）阳和汤加减。

补骨脂20g，骨碎补20g，透骨草20g，山茱萸20g，熟地30g，麻黄2g，白芥子6g，肉桂3g，炮姜2g，川乌2g。

服法：5剂，水煎服，每日1剂，每剂3煎，混匀，早晚饭后口服。

（2）龟鹿二仙胶加减。

鹿角胶10g，龟甲胶10g，西洋参6g，枸杞20g，鸡血藤30g，三甲粉45g。

服法：研粉，2次/日，早晚饭后口服，10日量。

（3）鸡血藤30g，水煎频服，10日量。

七诊，2006年12月23日。

主诉：血常规数据均上升，其他无不适，体征无变化，精神较好。

方药：

（1）阳和汤加味。

补骨脂20g，骨碎补20g，透骨草20g，山茱萸20g，熟地30g，麻黄2g，白芥子6g，肉桂3g，炮姜2g，川乌2g。

服法：5剂，水煎服，每日1剂，每剂2煎，混匀，早晚饭后口服。

（2）鸡血藤30g，枸杞20g，黄芪30g，鹿角胶15g（烊）。

服法：5剂，水煎服，每日1剂，每剂2煎，混匀，早晚饭后口服。

注：以上两方隔日交替服用。

八诊，2007年1月9日。

主诉：感冒、咳嗽已经8日。

检查：脉浮无力，舌淡苔白。

诊断：风寒感冒咳嗽。

治则：益气解表止咳。

方药：止嗽散化裁。

板蓝根30g，款冬花20g，川贝母10g，杏仁10g，前胡12g，百部12g，白前12g，紫菀12g，荆芥6g，黄芪30g，防风10g，白术10g，桔梗10g。

服法：3剂，水煎服，每日1剂，每剂2煎，混匀，早晚饭后口服。

注：此症服药后即愈。

九诊，2007年1月23日。

主诉：血常规数据均上升，又咳嗽2日。

检查：WBC 5.2×10^9/L，PLT 131×10^9/L，脉弱，舌淡。

诊断：肺虚咳嗽。

治则：宣肺止咳。

方药：麻杏石甘汤加味。

麻黄10g，杏仁10g，石膏15g，甘草10g，浙贝母12g，紫苏叶12g，茯苓20g，百部12g，陈皮12g，乌梅20g。

服法：2剂，水煎服，每日1剂，每剂2煎，混匀，早晚饭后口服。

十诊，2007年1月27日。

主诉：昼咳已经1月。

检查：舌淡苔白，脉浮缓。

诊断：肺虚感寒。

治则：补肺散寒。

方药：止嗽散合紫菀汤化裁。

罂粟壳10g，桔梗10g，紫菀12g，百部10g，白前10g，甘草10g，天花粉10g，款冬花15g，麻黄5g，川贝母10g，陈皮10g，百合30g，乌梅10g，杏仁10g。

服法：3剂，水煎服，每日1剂，每剂2煎，混匀，早晚饭后口服。

十一诊，2007年2月1日。

主诉：咳嗽已经除，精神、饮食尚好。

检查：1月30日血常规检查：WBC 59×10^9/L，PLT 63×10^9/L。脉弱，舌淡，面色萎黄。

诊断：正气亏虚，邪气亢盛。

方药：桑寄生、鸡血藤、枸杞子、太子参各30g，龟甲胶、鹿角胶各6g（烊）。

服法：5剂，水煎服，每日1剂，每剂2煎，混匀，早晚饭后口服。

十二诊，2007年2月6日。

主诉：咳嗽已愈，精神饮食增加，疼痛，PLT 63×10^9/L。

检查：脉弱，舌淡，面色萎黄。

诊断：正气亏虚，邪气亢盛。

方药：

（1）桑寄生、鸡血藤、枸杞、太子参各30g/日，龟甲胶、鹿角胶（烊）各6g/日。

服法：5剂，水煎服，每日1剂，每剂2煎，混匀，早晚饭后口服。

（2）今日加服西黄丸3g×5瓶，3g/次，1次/日，饭后口服。

十三诊，2007年2月13日。

主诉：PLT 120×10^9/L，WBC 6.3×10^9/L，HBG 45g/L，

其他无不适。

方药:

（1）自制平消丸 9g×20 丸，1 丸 / 次，2 次 / 日，饭后口服。

（2）西黄丸 3g×10 瓶 ×2 盒，3g/ 次，2 次 / 日，饭后口服。

十四诊，2007年2月27日。

主诉：临床平稳，无不适。

检　查：WBC 4.7×10^9/L，PLT 170×10^9/L，HBG 92g/L，脉弱，舌淡。

诊断：正气亏虚，邪毒亢盛。

治则：扶正祛邪。

方药：乳香 10g，没药 10g，牛黄 1g，麝香 1g，炮甲珠 50g，龟甲胶 60g，鹿角胶 60g，红参 30g，枸杞 150g。

服法：研粉，2 次 / 日，早晚饭后口服，10 日量。

十五诊，2007年3月13日。

主诉：肩背有困乏感，余正常。

检查：脉弱，舌淡。

诊断：正气亏虚，邪毒亢盛。

治则：扶正祛邪。

方药：

（1）三甲粉60g，鹿角胶60g，枸杞60g，红参30g，全虫30g。

服法：研粉，2次/日，早晚饭后口服，10日量。

（2）自制平消丸9g×30丸，1丸/次，3次/日，早中晚饭后口服，10日量。

十六诊，2007年3月22日。

主诉：临床症状已除。

检查：面色淡黄，脉弱，舌淡。

诊断：正气亏虚，邪毒亢盛。

治则：扶正祛邪，补气养血。

方药：

（1）乳香10g，没药10g，牛黄1g，麝香1g，红参150g。

服法：研粉，3次/日，早中晚饭后口服，10日量。

（2）黄芪300g，桑寄生300g，鸡血藤300g。

服法：每次各30g，水煎频饮，10日量。

十七诊，2007年4月1日。

主诉：乏力，纳呆，精神差。

检查：WBC 0.58×10^9/L，HBG 80g/L，PLT 41×10^9/L，舌淡红、燥，脉率82次/分，有力，贫血貌。

诊断：气血亏损，气虚血燥。

治则：补气养血，滋阴润燥。

方药：红参10g，黄芪30g，鸡血藤30g，桑寄生30g，砂仁10g，鸡内金20g，龙眼肉30g，太子参30g，枸杞30g。

服法：5剂，水煎服，每日1剂，每剂2煎，混匀，早晚饭后口服。

十八诊，2007年4月10日。

主诉：乳腺癌肝转移，胆结石。

检查：脉弱左关脉弦，舌淡。B超示：肝脏结节。

诊断：乳腺癌肝脏转移，气血亏虚。

治则：扶正祛邪，清热利胆。

方药：黄芪30g，金钱草30g，砂仁10g，白花蛇舌草30g，红参10g，鸡内金30g，郁金15g，水蛭6g。

服法：3剂，水煎服，每日1剂，每剂2煎，混匀，早晚饭后口服。

十九诊，2007年4月16日。

主诉：右上腹憋胀，乏力，纳差。

检查：面色萎黄，脉弱关弦，语声低微。

诊断：黄疸，气血亏损。

治则：益气利胆，止痛利湿。

方药：黄芪30g，金钱草30g，砂仁10g，白花蛇舌草30g，红参10g，鸡内金30g，郁金15g，水蛭6g，防风

10g，浙贝母10g，罂粟壳10g。

服法：3剂，水煎服，每日1剂，每剂2煎，混匀，早晚饭后口服。

二十诊，2007年4月19日。

主诉：咳嗽乏力，反应迟钝，疼痛纳差。

检查：面色萎黄，脉弱关弦，语声低微。

诊断：黄疸，气血亏损。

治则：益气利胆，止痛利湿。

方药：黄芪30g，防风10g，白术10g，浙贝母15g，罂粟壳10g，山茱萸30g，百合30g，牛膝20g，威灵仙30g，郁金15g，桔梗10g，甘草6g。

服法：3剂，水煎服，每日1剂，每剂2煎，混匀，早晚饭后口服。

二十一诊，2007年4月24日。

主诉：乏力纳差，反应迷糊，语声低微。

检查：脉沉微，面色蜡黄。

诊断：病情加重，元气极亏。

治则：扶正益胃。

方药：浙贝母15g，罂粟壳10g，鸡内金30g，郁金20g，黄芪30g，砂仁10g，半夏10g，白花蛇舌草30g。

服法：3剂，水煎服，每日1剂，每剂2煎，混匀，早晚饭后口服。

【按】女性乳房归属肝经，据医学统计学报告，癌症生存率在8年以上者基本属痊愈。然而本病例乳腺切除术8年后仍然复发，骨转移后，机体对于化疗、放疗手段已经无条件接受，只有采取保守治疗，中医应用扶正与败毒之法用之，收效显著。炮甲珠是很好的通经络、活血之品，可以促进新陈代谢，龟鹿二仙胶能补充机体的能量，阳和汤可以消治阴疽，即附骨疽，桑寄生、旱莲草、鸡血藤对于恢复血细胞疗效确切，应用此类药物，血常规检查一度恢复到正常值。肝转移后，出现黄疸表现，又需要柔肝退黄、止痛，这就需要用到金钱草、罂粟壳之类，从2006年11月11日始诊，共接诊五个多月时间，是在医院不再接诊的情况下改用中医保守治疗的，虽然结果不理想，但是在生命的最后一段时间，有一定的生活质量，也是超过同仁的预想的。

2. 王X，女，50岁，2005年3月5日初诊。

主诉：左乳腺导管癌，腋下淋巴结转移根治手术（2004年9月9日）后，干咳，失眠。

检查：脉弱舌淡，面色淡白，脱发。

诊断：肝郁气滞，正气亏虚。

治则：益气，止咳。

方药：炮甲珠（冲）6g，酸枣仁30g，川贝母12g，射干10g，鸡血藤30g。

服法：7剂，水煎服，每日1剂，每剂2煎，混匀，早晚饭后口服。

二诊，2005年5月28日。

主诉：乳腺导管癌手术后8月，颈淋巴结转移，于2005年4月1日住北京某医院，住院54天，放化疗四周期后，现WBC $2.8\times10^9/L$，厌食，不寐，伴放射性肺炎。

检查：六脉弱，舌淡微腻。

诊断：正气亏损，肝郁气滞，阴虚血燥。

治则：扶正祛邪，滋阴理气。

方药：玉屏风汤合四君子汤化裁。

黄芪30g，白术10g，防风10g，二冬各12g，酸枣仁30g，黄精30g，佩兰叶10g，砂仁10g，党参30g，茯苓20g，五味子10g，白花蛇舌草20g，生姜、大枣为引。

服法：15剂，水煎服，每日1剂，每剂2煎，混匀，早晚饭后口服。

三诊，2005年6月21日。

主诉：精神焦虑。

检查：脉弱，PLT $132\times10^9/L$，WBC $2.6\times10^9/L$，面泽。

诊断：正气亏损，肝郁气滞，阴虚血燥。

治则：扶正祛邪，滋阴理气。

方药:

（1）玉屏风汤加味。

生黄芪 30g，白术 10g，防风 10g，鸡血藤 30g，酸枣仁 30g，黄精 30g，太子参 30g，砂仁 10g。

服法: 20 剂，水煎服，每日 1 剂，每剂 2 煎，混匀，早晚饭后口服。

（2）三甲粉 200g，2 次 / 日，早晚饭后口服，20 日量。

四诊，2005年8月23日。

主诉: 精神较平稳，脱发。

检查: 脉弱舌淡，WBC 2.8×10^9/L，脉缓，左侧颈部有增厚组织。

诊断: 正气亏损，肝郁气滞。

治则: 扶正祛邪，滋阴理气。

方药:

（1）人参养荣汤加味。

党参 30g，白术 10g，茯苓 10g，炙甘草 10g，熟地 15g，当归 10g，白芍 30g，五味子 10g，黄芪 30g，肉桂 6g，陈皮 10g，远志 6g，大枣 5 枚，生姜 5 片，旱莲草 30g，鸡血藤 30g，何首乌 30g。

服法: 15 剂，水煎服，每日 1 剂，每剂 2 煎，混匀，早晚饭后口服。

（2）自制平消丸 9g × 100 丸，1 丸 / 次，2 次 / 日，50 日量。

（3）三甲粉200g，2次/日，早晚饭后口服，50日量。

五诊，2005年10月25日。

主诉：乳腺癌手术后，眠差。

检查：舌燥，脉缓。

诊断：阴虚血燥，肝郁气滞。

治则：滋阴养血，疏肝理气，散结软坚。

方药：

（1）自制平消丸9g×100丸，1丸/次，2次/日，50日量。

三甲粉150g，2次/日，早晚饭后口服，25日量。

（2）鸡血藤50g，枸杞25g，女贞子15g。

服法：20剂，水煎服，每日1剂，每剂2煎，混匀，早晚饭后口服。

六诊，2005年12月18日。

主诉：于山西省某医院复查，右上肺叶及左肺上段放射性肺炎，与2005年5月10日比较明显吸收好转。锁骨上淋巴结左12.1mm×6mm，右6.8mm×4.9mm，结内有血流信号，左颈下段淋巴结9.7mm×3.4mm，右侧无。2005年5月10日，锁骨上淋巴结左侧大小为8mm×4mm，右侧大小为6mm×4mm。2005年4月5日锁骨上淋巴结左侧为8.5mm×5mm，右侧为7.3mm×5.9mm。癌胚抗原，2005年5月10日0.58ng/ml < 0.5ng/ml，2005年

10月18日0.36mg/ml < 0.5ng/ml。

检查：脉弱舌淡苔燥。

诊断：阴虚血燥，肝郁气滞。

治则：滋阴养血，疏肝理气，散结软坚。

方药：

（1）西黄丸3g×10瓶×3盒，3g/次，2次/日，口服。

自制平消丸9g×100丸，1丸/次，2次/日。

三甲粉150g，2次/日，饭后口服，25日量。

（2）鸡血藤50g，旱莲草30g，何首乌30g，枸杞25g，女贞子15g。

服法：20剂，水煎服，每日1剂，每剂2煎，混匀，早晚饭后口服。

七诊，2006年4月8日。

主诉：左乳腺癌手术后1年半，精神、饮食正常。

检查：脉弱，舌下紫点。

诊断：正气亏虚，气虚血瘀，邪气亢盛。

治则：扶正祛邪，活血化瘀，疏肝理气。

方药：玉屏风汤加味。

黄芪30g，白术10g，防风10g，白花蛇舌草30g，当归10g，旱莲草30g。

服法：20剂，水煎服，每日1剂，每剂2煎，混匀，早晚饭后口服。

（2）自制平消丸9g×100丸，1丸/次，2次/日。

（3）三甲粉150g，1次/日，饭后口服，1月量。

注：2006年4月4日于山西省肿瘤医院检查，肿瘤标记物（-），彩超示：左腋下淋巴结肿大，提示炎性可能，结节内有血流信号，肩背困乏，放疗区仍淡紫色。

八诊，2006年6月22日。

主诉：ECT示左下肋处存显像剂浓聚，WBC 3.5×10^9/L，与2006年4月4日山西省肿瘤医院检查结果对比无变化，放射性肺炎已除尽，消化差。

检查：舌下瘀点消除，脉缓，舌红。

诊断：正气充足，邪气衰退。

治则：扶正祛邪，滋阴养血。

方药：

（1）鹿角胶、醋鳖甲、煅牡蛎、桑螵蛸、红参、黄芪、当归、白芍、香附、天冬、甘草、熟地、川芎、银柴胡、丹参、山药、芡实、乳香、没药各30g，牛黄2g，麝香2g。

服法：研粉，3次/日，早晚饭后口服，1月量。

（2）三甲粉150g，饭后口服。

（3）自制平消丸9g×100丸，2丸/日，早晚饭后口服。

九诊，2006年8月28日。

主诉：咽部偶有阻塞感。

检查：舌淡。

诊断：正气充足，肝气瘀滞。

治则：益气抗毒。

方药：旱莲草300g，鸡血藤300g，黄精300g，黄芪300g，龙眼肉200g，乳香、没药各30g，牛黄2g，麝香2g。

服法：研粉，2次/日，早晚饭后口服，1月量。

十诊，2006年12月19日。

主诉：ECT检查无异常，腰椎增生，主动脉硬化，WBC 3.7×10^9/L。

检查：脉涩舌淡。

诊断：气虚血瘀。

治则：填精补髓，软坚散结。

方药：乳香、没药各30g，牛黄2g，麝香2g，三甲粉150g，鹿角胶100g，红参60g，西洋参60g，枸杞200g。

服法：研粉，2次/日，早晚饭后口服，1月量。

十一诊，2007年5月26日。

主诉：2004年9月9日在山西医科大学第一医院行左侧乳腺癌手术后，从2005年5月26日开始中药治疗，至今已经整2年，现ECT无改变。

检查：脉舌平和，面色红润。

诊断：病情稳定，正气充足。

治则：巩固疗效，益气散结。

方药：

（1）乳香、没药各30g，牛黄2g，麝香2g，三甲粉150g。

服法：研粉，2次/日，早晚饭后口服，1月量。

（2）自制平消丸9g×200丸，1次/丸，2次/日，早晚饭后口服。

【按】乳腺癌根治术后，颈淋巴结已经转移并脱发，一派虚象，加之精神紧张因素，情绪抑郁，导致肝郁气滞，并因久而肝火犯肺，出现干咳症状，所以应当疏肝理气、祛邪扶正，即“正气存内，邪不可干”，以六君子汤、玉屏风散可以增强机体的免疫功能，并用黄精、鸡血藤等提升血细胞数量，人参养荣汤气血双补，适当地以三甲散、自制平消丸、西黄丸攻克，以清除余留的癌细胞，并对症治疗临时出现的不适症状，使该患者病情得到有效控制，生活质量如常，10年后来诊，生活如常人。

3. 张X，女，38岁，2005年3月5日初诊。

主诉：左乳腺癌手术后，失眠。

检查：舌暗微燥，WBC↓、PLT↓。

诊断：气滞血瘀，气虚不寐。

治则：活血化瘀，益气安神。

方药：鸡血藤30g，炮甲珠粉（冲）6g，酸枣仁30g，龙眼肉30g，生黄芪30g，山茱萸15g，白芍30g。

服法：10剂，水煎服，每日1剂，每剂2煎，混匀，早晚饭后口服。

二诊，2005年4月14日。

主诉：左乳腺癌手术后1年，山西省肿瘤医院查无病变，现咳嗽，右乳腺增生。

检查：脉、舌平和。

诊断：放疗后咳嗽，放射性咳嗽。

治则：滋阴益肺。

方药：

（1）百合500g，薏苡仁500g，每日各25g，煮食。

（2）炮甲珠粉60g，3g/次，2次/日，早晚饭后口服。

（3）香附200g，每日10g，水煎频饮，20日量。

三诊，2005年6月21日。

主诉：临床无不适。

检查：WBC 3.1×10^9/L，PLT 6.2×10^9/L。脉缓，舌红润。

诊断：气血不足。

治则：补益气血。

方药：

（1）三甲粉300g，1次/日，饭后口服，10日量。

（2）鸡血藤50g，当归20g，熟地30g，白芍10g，太子参30g，五味子10g，生黄芪20g。

服法：20剂，水煎服，每日1剂，每剂2煎，混匀，早晚饭后口服。

四诊，2005年7月23日。

主诉：经水失调，干咳，易出汗。

检查：PLT 93×10^9/L，WBC 3.3×10^9/L。脉缓。

诊断：正气亏虚，月经失调，肝郁气滞。

方药：参麦饮加味。

瓜蒌15g，胖大海10g，百合20g，何首乌30g，鸡血藤30g，浙贝母10g，麦冬15g，生黄芪20g，五味子10g，三甲粉(冲服)10g。

服法：10剂，水煎服，每日1剂，每剂2煎，混匀，早晚饭后口服。

五诊，2005年8月23日。

主诉：经水正常，出汗减。

检查：脉舌平和，面色润泽。

诊断：气血亏损，肝郁气滞。

治则：补益气血，疏肝理气。

方药：

（1）川贝母10g，诃子10g，乌梅20g，葛根100g，茯苓50g，甘草10g，天花粉20g，百药煎20g，柴胡30，薄荷 30g，当归 30g，白术 30g。

服法：研粉，2 次 / 日，早晚饭后口服，1 月量。

（2）自制平消丸 9g×100 丸，1 丸 / 次，2 次 / 日。

（3）枸杞 200g，10g/ 次，2 次 / 日，水煎服，早晚饭后口服。

六诊，2005年10月20日。

主诉：现口干，咳嗽，少痰，进食可，乏力，易出汗，易惊恐，下腹困痛。

检查：2005 年 10 月 19 日经山西省肿瘤医院检查，彩超示无病变，ETC 正常，肿瘤标志物正常，肺正侧位片正常，WBC 3.9×10^9/L，舌红，脉弱。

诊断：正气亏虚，心胆气血。

治则：补益气血，养血安神。

方药：

（1）自制平消丸 9g×100 丸，1 丸 / 次，2 次 / 日，早晚饭后口服。

（2）三甲粉 100g，2 次 / 日。早晚饭后口服，10 日量。

七诊，2006年4月8日。

主诉：咳嗽愈，进食可，无临床不适，体征平稳，巩固治疗。

方药：净全虫 30g，炮甲珠 30g，

服法：研粉，2 次 / 日，早晚饭后口服，1 月量。

八诊，2006年6月24日。

主诉：乳腺癌手术后，临床良好，无任何不适感。

治则：巩固疗效。

方药：自制平消丸 9g×100 丸，1 丸 / 次，2 次 / 日，早晚饭后口服。

九诊，2006年8月28日。

主诉：乳腺癌手术后两年半，近几日喉咙痒，腰痛甚。

检查：脉浮。

诊断：外感喉痒，风寒腰痛。

治则：活血止痛，扶正祛邪。

方药：独活寄生汤加味。

独活 10g，桑寄生 20g，秦艽 15g，川芎 10g，当归 10g，桂枝 10g，白芍 15g，熟地 15g，茯苓 10g，杜仲 15g，牛膝 15g，甘草 6g，党参 30g，黄精 30g，黄芪 30g，旱莲草 30g。

服法：10 剂，水煎服，每日 1 剂，每剂 2 煎，混匀，早晚饭后口服。

十诊，2006年12月29日。

病情稳定，巩固疗效。

方药：鹿角胶 100g，三甲粉 150g，三七、红参各 60g。

服法：研粉，2 次 / 日，早晚饭后口服，1 月量。

十一诊，2007年5月26日。

主诉：左乳腺癌手术后，2004 年 4 月 28 日手术后，经化疗，胸片、彩超正常，陕西省肿瘤医院开 5 剂口服中药已服完。

检查：脉舌平和，面色华润。

诊断：阴平阳秘，气血平和。

治则：活血化瘀，软坚散结，巩固疗效。

方药：

（1）自制平消胶囊 0.5g × 200 粒，5 粒 / 次，2 次 / 日。

（2）三甲粉 150g，3g/ 次，1 次 / 日，饭后口服。

十二诊，2007年10月30日。

主诉：CT 查无异常，WBC 3.3×10^9/L，咳嗽。

检查：脉缓。

诊断：肝郁气滞，肺热咳嗽。

治则：清肺止咳。

方药：麻杏石甘汤合桔前苏子汤加味。

麻黄 10g，杏仁 10g，石膏（先煎半小时）30g，甘草 10g，桔梗 10g，前胡 10g，紫苏子 10g，赤芍 15g，桑叶 10g，竹茹 15g，陈皮 10g，合欢花 30g，太子参 30g，黄芪 30g，防风 10g，陈皮 10g。

服法：3 剂，水煎服，每日 1 剂，每剂 2 煎，混匀，早晚饭后口服。

【按】本例患者经手术后，出现一系列不适症状，中医在扶正的基础上善后，适当给予对症治疗，百合、薏苡仁有健脾养肺作用，能加强后天之本，三甲粉攻克余留的病灶，该患者诊治两年半时间，临床情况稳定，疗效满意，至今健在。

4. 郭X，女，51岁，2007年6月7日初诊。

主诉：乳腺癌手术后3年，现慢性咽炎，失眠，脂肪肝。

检查：脉沉紧，舌边赤，苔薄黄。

诊断：不寐，梅核气，肝郁气滞证。

治则：疏肝理气，健脾安神。

方药：四君子汤加味。

党参30g，白术10g，茯苓10g，炙甘草10g，沉香6g，香橼30g，川楝子15g，酸枣仁30g，砂仁10g，合欢花30g，莱菔子10g，牡丹皮10g，葛根15g，生姜、大枣为引。

服法：3剂，水煎服，每日1剂，每剂2煎，混匀，早晚饭后口服。

二诊，2008年3月31日。

主诉：胸闷气逆，腹满，2004年6月乳腺癌手术后，睡眠差。

检查：双关脉弦，咽红舌燥，舌赤苔燥。

诊断：脾胃虚弱，肝气不舒，不寐证。

治则：健脾和中，疏肝理气，养血安神。

方药：四君子汤加味。

党参 30g，白术 10g，茯苓 10g，炙甘草 10g，沉香 6g，香橼 30g，川楝子 15g，酸枣仁 30g，砂仁 10g，合欢花 30g，生姜、大枣为引。

服法：3 剂，水煎服，每日 1 剂，每剂 2 煎，混匀，早晚饭后口服。

注：临床症状消除。

5. 张 X，女，49 岁，2009 年 4 月 7 日。

主诉：左侧乳腺癌手术后，化疗 6 次，2009 年 3 月 20 日结束，纳呆。

检查：WBC ↓，现面苍甲紫，脉弱。

诊断：化疗后白细胞下降，正气受损，气虚血瘀。

治则：补益气血，活血化瘀。

方药：

（1）龟鹿二仙胶加味。

龟甲胶、鹿角胶各 6g，西洋参 6g，枸杞 20g，砂仁 10g。

服法：研粉，2 次 / 日，早晚饭后口服，5 日量。

（2）鸡内金 15g，桑寄生 30g，黄芪 30g，鸡血藤

30g。

服法：5剂，水煎服，每日1剂，每剂2煎，混匀，早晚饭后口服。

二诊，2009年4月18日。

主诉：进食增，恶心。

检查：WBC 4.3×10^9/L，脉有力。

诊断：化疗后白细胞下降，正气受损，气虚血瘀。

治则：补益气血，活血化瘀。

方药：

（1）龟鹿二仙胶加味。

龟甲胶、鹿角胶各6g，西洋参6g，枸杞20g，砂仁10g。

服法：研粉，2次/日，早晚饭后口服，5日量。

（2）鸡内金15g，桑寄生30g，黄芪30g，鸡血藤30g。

服法：5剂，水煎服，每日1剂，每剂2煎，混匀，早晚饭后口服。

三诊，2009年5月26日。

主诉：睡眠差，纳差。

检查：WBC 3.1×10^9/L。脉缓有力，舌稍暗。

诊断：化疗后白细胞下降，正气受损，气虚血瘀。

治则：补益气血，活血化瘀。

方药：鸡内金15g，桑寄生30g，黄芪30g，鸡血藤30g，旱莲草30g。

服法：5剂，水煎服，每日1剂，每剂2煎，混匀，早晚饭后口服。

四诊，2009年6月4日。

主诉：进食如常，唯睡眠差，甲紫已退淡，精神良好。

检查：舌淡苔白，脉虚。

诊断：气血虚弱。

治则：填精补髓，养血安神。

方药：

（1）旱莲草30g，桑寄生30g，鸡血藤30g，炒酸枣仁30g，黄芪30g。

服法：5剂，水煎服，每日1剂，每剂2煎，混匀，早晚饭后口服。

（2）龟甲胶、鹿角胶各50g，西洋参50g，枸杞100g。

服法：研粉，2次/日，早晚饭后口服，10日量。

五诊，2009年6月20日。

主诉：进食如常，唯睡眠差，甲紫已退，精神良好。

检查：舌淡苔白，脉虚。WBC 4.1×10^9/L。

诊断：气血虚弱。

治则：填精补髓，养血安神。

方药：

（1）女贞子20g，旱莲草30g，鸡内金15g，桑寄生20g，黄芪30g，鸡血藤30g，砂仁10g，白术10g。

服法：7剂，水煎服，每日1剂，每剂2煎，混匀，早晚饭后口服。

（2）龟甲胶、鹿角胶、砂仁、红参各30g、枸杞子100g。

服法：研粉，2次/日，早晚饭后口服，10日量。

【按】患者白细胞恢复正常，体质恢复迅速，用中药很好地配合了西医化疗带来的不良反应，值得推荐。

6. 曹X，女，65岁，2015年3月30日初诊。

主诉：患糖尿病8年，空腹血糖稳定在7.0mmol/L左右。性格要强，10年前因丈夫突然去世，再加其他事情，导致精神抑郁，继而出现左侧乳房肿块。8年前，经山西省肿瘤医院确诊为乳腺癌，建议手术治疗，因本人坚决拒绝手术，而采取保守治疗，多处医治，病情时好时坏，现已溃破，肿块有核桃大小，有时疼痛，有血水渗出，臭。睡眠不好，焦虑，恐惧，拒绝手术，要求保守治疗。

检查：左乳溃破，有渗出液，乳头内陷，面色红润，声音洪亮。脉缓，左关弦。

诊断：乳腺癌（乳岩），肝郁气滞证，不寐。

治则：解郁消肿，托疮止痛。

方药：小金丸散加味。

麝香0.5g、木鳖子5g、炙草乌10g、枫香脂10g、醋乳香20g、醋没药10g、五灵脂10g、酒当归20g、地龙10g、香墨5g，黄芪60g、女贞子60g，白芍30g，柴胡15g。

服法：研粉，2次/日，早晚饭后口服，5日量。

二诊，2015年4月7日。

主诉：症状无变化，痛减，体重增加1.5千克。

检查：脉症不变，体征无变化。

诊断：乳腺癌（乳岩），肝郁气滞症，不寐。

治则：解郁消肿，托疮止痛。

方药：逍遥散合瓜蒌散加味。

当归10g，白芍10g，柴胡6g，茯苓10g，白术10g，炙甘草10g，瓜蒌30g，炮甲珠（冲）6g，乳香10g，没药10g，白花蛇舌草30g，半枝莲30g，生黄芪30g，天花粉10g，王不留行20g，女贞子30g，生姜、大枣为引。

服法：5剂，水煎服，每日1剂，每剂2煎，混匀，早晚饭后口服。

三诊，2015年4月16日。

主诉：临床症状平稳，痛减。

检查：脉缓，关弦，舌边赤。

诊断：乳腺癌（乳岩），肝郁气滞证，不寐。

治则：解郁消肿，托疮止痛。

方药：逍遥散合瓜蒌散加味。

当归10g，白芍10g，柴胡6g，茯苓10g，白术10g，炙甘草10g，瓜蒌30g，炮甲珠（冲）6g，乳香10g，没药10g，白花蛇舌草30g，半枝莲30g，生黄芪30g，天花粉10g，王不留行20g，女贞子30g，白芷15g。

服法：5剂，水煎服，每日1剂，每剂2煎，混匀，早晚饭后口服。

四诊，2015年4月30日。

主诉：临床无变化，局部溃疡不变，周边色转淡，分泌物减少。

检查：脉沉涩。

诊断：乳腺癌（乳岩），肝郁气滞证，不寐。

治则：解郁消肿，托疮止痛。

方药：逍遥散合瓜蒌散加味。

当归10g，白芍10g，柴胡6g，茯苓10g，白术10g，炙甘草10g，瓜蒌30g，炮甲珠（冲）6g，乳香10g，没药10g，白花蛇舌草30g，半枝莲30g，生黄芪30g，天花粉10g，王不留行20g，女贞子30g，白芷

15g，土贝母 15g，香附 12g，当归 10g，牡丹皮 10g，生姜、大枣为引。

服法：5 剂，水煎服，每日 1 剂，每剂 2 煎，混匀，早晚饭后口服。

五诊，2015年5月26日。

主诉：服上方后有恶心现象，大便畅通。

检查：面赤，脉滑有力，舌润。

诊断：正气充足，脾运不佳。

治则：健脾和胃，益气消岩。

方药：生黄芪 30g，当归 20g，白术 10g，甘草 10g，丹参 20g，野菊花 30g，瓜蒌 30g，香附 10g，黄柏 10g，炙草乌 3g，醋乳香 20g，醋没药 10g，五灵脂 10g，地龙 10g，黄芪 30g，女贞子 30g，白芍 30g，柴胡 10g。

服法：5 剂，水煎服，每日 1 剂，每剂 3 煎，混匀，早晚饭后口服。

六诊，2015年6月4日。

刻诊：脉、舌、二便、饮食、睡眠均如常，乳房分泌物减少，疼痛减轻。

方药：生黄芪 30g，当归 20g，白术 10g，甘草 10g，丹参 20g，野菊花 30g，瓜蒌 30g，香附 10g，黄柏 10g，王不留行 30g，天花粉 10g。

服法：3 剂，水煎服，每日 1 剂，每剂 3 煎，混匀，早

晚饭后口服。

七诊，2015年6月11日。

主诉：近日天气温差较大，每天温差15℃~19℃，乳房偶有阵痛，发生过两次眩晕，但人清醒。

检查：脉弱。

诊断：气血亏虚，肝郁气滞。

治则：补益气血，疏肝理气。

方药：人参养荣汤加味。

葛根15g，瓜蒌20g，香附10g，人参10g，白术10g，茯10g，炙甘草6g，熟地15g，当归10g，白芍20g，五味子10g，肉桂6g，黄芪30g，陈皮10g，远志6g，生姜3片，大枣6枚。

服法：3剂，水煎服，每日1剂，每剂3煎，混匀，早晚饭后口服。

八诊，2015年6月23日。

主诉：临床症状平稳，昨日午睡时乳房出血，后经自己压迫止住。

检查：舌、脉平和。

诊断：乳岩，溃破出血。

治则：扶正软坚，补益气血。

方药：龟鹿二仙胶加味。

葛根15g，瓜蒌20g，香附10g，龟甲胶50g，鹿角胶

50g，红参 10g，西洋参 10g，枸杞子 30g，麝香 1g，木鳖子 5g，炙草乌 10g，枫香脂 10g，醋乳香 20g，醋没药 10g，五灵脂 10g，酒当归 20g，地龙 10g，香墨 5g，黄芪 30g，女贞子 30g。

服法：研粉，2 次 / 日，早晚饭后口服，10 日量。

九诊，2015年7月9日。

主诉：近来食欲不好，乳房有渗出物，余症平稳。

检查：脉缓舌腻。

诊断：服药过多，刺激胃肠。

治则：和胃抗癌。

方药：

（1）当归 10g，白芍 10g，柴胡 6g，茯苓 15g，白术 10g，甘草 6g，薄荷 6g，砂仁 10g，桂枝 6g，牡丹皮 10g，生姜 10g，大枣 5 枚。

服法：5 剂，水煎服，每日 1 剂，每剂 3 煎，混匀，早晚饭后口服。

（2）全虫汁 60 枚量（60ml），3ml/ 次，2 次 / 日，早晚饭后口服。

十诊，2015年7月23日。

主诉：恶心感，大便不畅，乳房偶有渗出。

检查：舌燥、赤，脉缓。

诊断：肠道湿热结滞。

治则：清利湿热。

方药：当归导滞汤合痛泻要方汤加减。

当归10g，木香6g，赤芍15g，白芍20g，槟榔6g，枳壳10g，甘草10g，莱菔子15g，佩兰叶15g，砂仁10g，防风10g，白术15g，陈皮10g，白芍30g，鸡内金30g，黄连6g。

服法：3剂，水煎服，每日1剂，每剂3煎，混匀，早晚饭后口服。

十一诊，2015年8月6日。

主诉：临床症状平稳，乳房溃疡面缩小。

检查：脉缓，舌润。

诊断：正气充足，邪气减弱。

治则：扶正抗邪。

方药：小金丸散加减。

麝香0.5g，木鳖子5g，炙草乌10g，枫香脂10g，醋乳香20g，醋没药10g，五灵脂10g，酒当归20g，地龙10g，香墨5g，黄芪30g，女贞子30g。

服法：研粉，2次/日，早晚饭后口服，10日量。

十二诊，2015年8月25日。

主诉：面泽，精神佳，脉缓，舌润。

方药：

（1）瓜蒌30g，香附15g，炮甲珠粉（冲）3g。

服法：10剂，水煎服，每日1剂，每剂3煎，混匀，早晚饭后口服。

（2）自制平消丸9g×20丸，1丸/次，2次/日。

十三诊，2015年10月3日。

主诉：乳房肿块未增大，渗出物减少。

检查：脉、舌、面色均无异常。

诊断：正气充足，邪气减弱。

治则：扶正抗邪。

方药：葛根15g，生黄芪30g，当归6g，瓜蒌30g，炮甲珠粉（冲）3g。

服法：4剂，水煎服，每日1剂，每剂3煎，混匀，早晚饭后口服。

十四诊，2015年12月10日。

主诉：病症同前，肿块未扩大，溃疡面未变，体重增加，睡眠欠佳。

检查：脉、舌、面色均无异常。

诊断：正气充足，邪气减弱，思虑过多。

治则：扶正抗邪，养血安神。

方药：

（1）独角莲膏1张，外用。

（2）黄芪100g，女贞子100g，酸枣仁100g，红参60g，三七粉60g。

服法：研粉，2 次 / 日，早晚饭后口服，1 月量。

十五诊，2016年3月1日。

主诉：病症平稳，乳癌溃破，分泌物较多，门诊病程已经 1 年，无太大不适感。

检查：面色、舌红润。

诊断：乳癌溃破，一般情况良好。

治则：益气消瘤，败毒消岩。

方药：瓜蒌散加减。

生黄芪 40g，瓜蒌 30g，王不留行 30g，当归 15g，炮甲珠粉（冲）10g，麦冬 10g，麻黄 10g，天花粉 15g。

服法：3 剂，水煎服，每 2 日 1 剂，每剂 3 煎，混匀，早晚饭的口服。

十六诊，2016年5月31日。

主诉：3 月未诊，乳腺癌溃破，从 2015 年 3 月 30 日初诊至今，体质健壮，饮食、二便、精神、睡眠均佳，溃疡面偶有出血，生活质量如常。

检查：脉缓，舌润。

诊断：乳腺癌溃破，正气充足。

治则：益气生肌。

方药：

（1）十味生肌散 10g，外用。

（2）炮甲珠粉 15g，三七粉 15g。3 次 / 日，早中晚饭后口服，5日量。

【按】本病例性质特殊，患者性格固执，坚决反对手术，加之血糖过高、丈夫过世等一些情况。但本人精神、气血充足，属正旺邪实。故先投入攻克之药，例如乳香、没药、白花蛇舌草、山慈菇等，但不忘固正，固正先以逍遥散疏肝，再以瓜蒌散消肿散积，配合小金丸抗肿痛，并随时防止并发症的发生，独角莲膏有很强的拔毒作用，局部外敷，直接作用于病灶，十味生肌散对于皮肤溃破有很好的收敛之效。用此思路诊治，效果良好，患者带病生存，至今健在。

第 13 章

肠癌

1. 张 X，男，60 岁，2012 年 7 月 27 日初诊。

主诉：该患者于 2012 年 4 月 23 日行肛门改道手术后，于晋中市第二人民医院化疗 1 次，现便形硬，无黏液，进食好，精神好。

检查：面泽，脉弱，面色淡。

诊断：正气亏虚，邪气亢盛。

治则：扶正祛邪。

方药：自拟补气益肠汤。

何首乌 30g，地榆 30g，海螵蛸 30g，黄连 15g，石榴皮 30g，罂粟壳 15g，槐花 30g，红参 30g，西洋参 30g，大黄（后下）15g，当归 15g，柏子仁 30g。

服法：研粉，2 次 / 日，早晚饭后口服，15 日量。

二诊，2012年8月14日。

主诉: 直肠癌手术后4月，黏液便，渗出液（肛门改道），纳差。

检查：脉沉，舌淡。

诊断：正气亏虚，胃萎缩，胃气虚弱。

治则：扶正祛邪，健脾和胃。

方药：

（1）自拟利肠汤。

石榴皮30g，罂粟壳10g，椿根皮15g，生黄芪30g，白花蛇舌草30g，黄连10g，党参30g，当归10g。

服法：3剂，水煎服，每日1剂，每剂3煎，混匀，早晚饭后口服。

（2）沙参30g，山楂20g，乌梅15g，红花10g，莪术10g，木香6g，蒲公英30g，丹参15g，甘草6g，白芍20g，当归10g。

服法：研粉，2次/日，早晚饭后口服，5日量。

三诊，2012年8月21日。

主诉：进食佳，黏液便，精神好。

检查：舌淡苔腻，脉缓。

诊断：正气亏虚，胃萎缩，胃气虚弱。

治则：扶正祛邪，健脾和胃。

方药：自拟利肠散化裁。

石榴皮30g，罂粟壳15g，生黄芪30g，黄连10g，党参30g，当归10g，白花蛇舌草30g，海螵蛸30g，地榆30g，三七10g，白芍30g。

服法：研粉，2次/日，早晚饭后口服，10日量。

四诊，2012年9月3日。

主诉：直肠癌手术后4月，黏液便，无疼痛。

检查：脉沉、面泽，舌淡苔腻。

诊断：正气亏虚，中焦虚寒。

治则：扶正祛邪，健脾温中。

方药：自拟利肠散化裁。

石榴皮30g，罂粟壳15g，生黄芪30g，黄连10g，党参30g，当归10g，白花蛇舌草30g，海螵蛸30g，地榆30g，三七10g，白芍30g，黑附子15g，龟甲胶、鹿角胶各30g。

服法：研粉，2次/日，早晚饭后口服，15日量。

五诊，2012年10月16日。

主诉：临床症状平稳，大便如常。

检查：舌淡、苔白，脉弱。

诊断：正气亏虚，中焦虚寒。

治则：扶正祛邪，健脾温中。

方药：自拟利肠散化裁。

石榴皮30g，罂粟壳15g，生黄芪30g，黄连10g，党参30g，当归10g，白花蛇舌草30g，海螵蛸30g，地榆

30g，三七 10g，白芍 30g，黑附子 15g，龟甲胶、鹿角胶各 30g。

服法：研粉，2 次 / 日，早晚饭后口服，15 日量。

六诊，2012年11月15日。

主诉：直肠癌手术后半年，2012 年 11 月 9 日于晋中市第二人民医院化疗第 2 次，现临床情况稳定，肛门有渗出液。

检查：舌赤。

诊断：正气不足，下焦湿热。

治则：补益气血，清热利湿。

方药：槐花 15g，生黄芪 30g，地榆 10g，黄芩 10g，枳实 10g，防风 10g，黄连 10g，当归 10g，薏苡仁 30g，半枝莲 30g，白花蛇舌草 30g。

服法：5 剂，水煎服，每日 1 剂，每剂 3 煎，混匀，早晚饭后口服。

七诊，2012年12月18日。

主诉：临床体征无阳性反应。

检查：贫血貌，脉缓，舌淡。

诊断：正气亏虚，下焦毒盛。

治则：扶正祛邪，抗毒消肿。

方药：

（1）自拟利肠汤化裁。

槐花 15g，生黄芪 30g，地榆 10g，黄芩 10g，枳实

10g，防风10g，黄连10g，当归10g，薏苡仁30g，半枝莲30g，白花蛇舌草30g。

服法：5剂，每日1剂，每剂3煎，混匀，早晚饭后口服。

（2）龟鹿二仙胶化裁。

龟甲胶、鹿角胶各50g，枸杞100g，红参、西洋参各20g，鹿茸片10g。

服法：研粉，2次/日，早晚饭后口服，20日量。

八诊，2013年3月28日。

主诉：直肠癌手术后，球形便，渗出黏液。

检查：脉弱舌赤，苔燥。

诊断：阳明腑实证。

治则：泻热润肠，滋阴益气。

方药：何首乌30g，女贞子30g，番泻叶10g，黄连10g，石榴皮30g，红参10g，罂粟壳10g。

服法：研粉，2次/日，早晚饭后口服，10日量。

九诊，2013年4月11日。

主诉：停药后即便秘，球状便，精神、饮食尚可。

检查：脉弱，舌赤苔燥。

诊断：阳明腑实证。

治则：泻热润肠，滋阴益气。

方药：肉苁蓉30g，玄明粉15g，番泻叶15g，西洋参30g，当归15g，桃仁15g，红参30g，龟甲胶、鹿角胶各

50g，大黄 15g。

服法：研粉，2 次 / 日，早晚饭后口服，15 日量。

十诊，2013年5月25日。

主诉：临床情况良好，精神、饮食、二便均好，大便球状变软。

检查：舌微腻，脉沉。

诊断：脾运不良，正气亏虚。

治则：健脾化湿，益气抗毒。

方药：肉苁蓉 30g，番泻叶 15g，西洋参 30g，当归 15g，桃仁 15g，红参 30g，龟甲胶、鹿角胶各 50g，大黄 15g，麦芽 30g，白术 30g，仙鹤草 30g，三七 30g。

服法：研粉，2 次 / 日，早晚饭后口服，20 日量。

十一诊，2013年6月25日。

主诉：直肠癌手术后化疗后，夜里口渴。

检查：舌质红，苔少，脉数，无力。

诊断：气阴两虚。

治则：滋阴养血，扶正益肠。

方药：龟鹿二仙胶化裁。

麦冬 30g，龟甲胶、鹿角胶各 75g，红参、西洋参各 30g，女贞子 60g，鹿茸 10g，黄连 10g，玉竹 30g。

服法：研粉，2 次 / 日，早晚饭后口服，1 月量。

十二诊，2013年9月26日。

主诉：第六次化疗后20余日，大便秘结，精神、饮食良好。

检查：脉弱、舌赤苔燥。

诊断：化疗后津液亏耗，气阴两虚。

治则：填精补髓，滋阴益气，通肠润燥。

方药：龟甲胶、鹿角胶各90g，红参、西洋参各30g，鹿茸10g，女贞子70g，生黄芪150g，番泻叶15g，玉竹30g，柏子仁30g，郁李仁30g。

服法：研粉，2次/日，早晚饭后口服，1月量。

十三诊，2013年11月2日。

主诉：直肠癌手术后一年半，舌干燥感。

检查：舌赤苔燥，脉弦细。

诊断：阴虚燥热，气虚津亏。

治则：补益精髓，滋阴润燥。

方药：龟鹿二仙胶加减。

龟甲胶、鹿角胶各90g，红参、西洋参各30g，鹿茸10g，番泻叶15g，玉竹30g，柏子仁30g，郁李仁15g，大黄15g，黄连15g，牡丹皮30g。

服法：研粉，2次/日，饭后口服，1月量。

十四诊，2014年4月17日。

主诉：5月没有服药，精神、饮食良好，尿欠畅。

检查：舌淡腻，脉细弱。

诊断：正气亏损，气阴两虚。

治则：扶正祛邪，温肾通淋。

方药：苍术、柴胡、羌活、防风、白芷、川芎、藿香、前胡、连翘、陈皮、山楂、枳实、炒麦芽、甘草、桔梗、紫苏叶、厚朴、神曲、红参、白术、黄柏、大黄各15g，鹿甲胶60g，海金沙60g，女贞子60g，生黄芪150g。

服法：研粉，2次/日，早晚饭后口服，1月量。

十五诊，2014年6月25日。

主诉：无临床症状，大便如常，直肠癌手术后2年，前列腺肥大。

检查：舌红苔腻，脉弱。

诊断：正气亏虚，邪气留恋。

治则：益气润肠通便。

方药：龟鹿二仙胶加味。

龟甲胶、鹿角胶各90g，红参、西洋参各30g，鹿茸10g，番泻叶15g，玉竹30g，柏子仁30g，郁李仁15g，大黄15g，黄连15g，牡丹皮30g，牛膝30g，女贞子60g，生黄芪150g，葛根30g。

服法：研粉，2次/日，饭后口服，1月量。

十六诊，2014年8月19日。

主诉：临床无症状，直肠癌手术后两年半。

检查：唇红。舌燥，脉数。

诊断：阴虚燥热。

治则：滋阴益气。

方药：龟鹿二仙胶加味。

龟甲胶、鹿角胶各75g，红参、西洋参各30g，鹿茸片15g，番泻叶15g，玉竹30g，何首乌30g，柏子仁30g，大黄15g，牡丹皮15g，牛膝15g，麦冬30g，黄连60g，女贞子60g，生黄芪120g。

服法：研粉，2次/日，早晚饭后口服，1月量。

十七诊，2014年11月4日。

主诉：临床同前，生活质量良好，大便畅通。

检查：脉缓，舌润。

诊断：正气充足，病情稳定。

治则：填精益髓，增强体质，巩固疗效。

方药：

（1）龟鹿二仙胶加味。

生黄芪60g，龟甲胶、鹿角胶各75g，红参、西洋参各30g，鹿茸15g，番泻叶15g，玉竹30g，何首乌30g，柏子仁30g，大黄15g，女贞子60g，生黄芪60g，黄连15g。

服法：研粉，2次/日，早晚饭后口服，1月量。

（2）自制平消丸9g×60丸，1/次，2次/日，早晚饭后口服。

十八诊，2015年2月10日。

主诉：精神佳，二便畅。

检查：面泽，舌润，脉缓。

诊断：正气充足，病情稳定。

治则：扶正祛邪，巩固疗效，补益精髓。

方药：

（1）龟鹿二仙胶加味。

生黄芪60g，龟甲胶、鹿角胶各75g，红参、西洋参各30g，鹿茸15g，番泻叶15g，玉竹60g，何首乌60g，柏子仁60g，大黄15g，女贞子60g，生黄芪60g，黄连15g。

服法：研粉，2次/日，早晚饭后口服，2月量。

（2）自制平消丸9g×60丸，1丸/次，2次/日，饭后口服。

十九诊，2015年5月19日。

主诉：直肠癌手术后，二便畅。

检查：唇舌红润，脉缓。

诊断：正气充足，病情稳定。

治则：扶正祛邪，巩固疗效，补益精髓。

方药：龟鹿二仙胶化裁。

生黄芪60g，龟甲胶、鹿角胶各75g，红参、西洋参各30g，鹿茸15g，番泻叶15g，玉竹60g，何首乌60g，柏子仁60g，大黄15g，黄连15g，黄芪60g，女贞子30g。

服法：研粉，2 次 / 日，早晚饭后口服，2 月量。

二十诊，2015年8月4日。

主诉：手术后 4 年，精神、饮食、二便如常。

检查：苔微腻，脉缓。

诊断：症状稳定，脾运不佳。

治则：扶正祛邪，健运脾胃。

方药：生黄芪 60g，龟甲胶、鹿角胶各 75g，红参、西洋参各 30g，鹿茸 15g，番泻叶 15g，玉竹 60g，何首乌 60g，柏子仁 60g，大黄 15g，黄连 15g，女贞子 30g，桃仁 15g。

服法：研粉，2 次 / 日，饭后口服，1 月量。

二十一诊，2015年10月8日。

主诉：便畅，精神佳。

检查：面泽，脉缓，舌红润。

诊断：症状稳定，正气亏虚。

治则：扶正祛邪，通腑抗毒。

方药：生黄芪 60g，红参、西洋参各 30g，鹿茸 15g，番泻叶 15g，玉竹 60g，何首乌 60g，柏子仁 60g，大黄 15g，黄连 15g，桃仁 15g，龟甲胶、鹿角胶各 75g，女贞子 30g，防风 30g，白术 30g，三七 30g。

服法：研粉，2 次 / 日，早晚饭后口服，40 日量。

二十二诊，2015年12月10日。

主诉：生活自如，二便畅，脉缓，体征无变化，治疗不变。

方药：生黄芪60g，红参、西洋参各30g，鹿茸15g，番泻叶15g，玉竹60g，何首乌60g，柏子仁60g，大黄15g，黄连15g，桃仁15g，龟甲胶、鹿角胶各75g，女贞子30g，防风30g，白术30g。

服法：研粉，2次/日，早晚饭后口服，2月量。

二十三诊，2016年2月25日。

主诉：直肠癌手术后4年。

检查：舌淡苔腻，脉缓。

诊断：病症平稳，正气充足。

治则：巩固疗效，扶正祛邪。

方药：生黄芪60g，龟甲胶、鹿角胶各75g，红参、西洋参各30g，鹿茸15g，番泻叶15g，玉竹60g，何首乌60g，柏子仁60g，大黄15g，黄连15g，女贞子30g，桃仁15g，砂仁30g。

服法：研粉，2次/日，早晚饭后口服，40日量。

二十四诊，2016年5月31日。

主诉：精神、饮食、生活质量如常。

检查：面泽，脉缓。

诊断：病症平稳，正气充足。

治则：巩固疗效，扶正祛邪。

方药：生黄芪60g，龟甲胶、鹿角胶各75g，红参、西洋参各30g，鹿茸15g，番泻叶15g，玉竹60g，何首乌60g，柏子仁60g，大黄15g，黄连15g，女贞子30g，桃仁15g，砂仁30g，麦冬40g。

服法：研粉，2次/日，早晚饭后口服，1月量。

【按】本患例行肛门改道术后，精神一度低落，大便困难，极度难受，望中医调治。初黏液便，渗出液较多，为湿热下注之表现。故当清理肠道湿热，以石榴皮、罂粟壳、椿根皮之属，配以适量抗肿瘤之白花蛇舌草、止血之地榆、收敛之海螵蛸等，继之以人参、西洋参、鹿茸等补益气血以扶正。同时，因肛门改道，必须保持大便通畅，减少大肠的压力，促进肛肠的愈合。施予何首乌、番泻叶之属，始终不离补益气血、增强机体的物质基础，大约2月后，患者生活质量如常，可从事少量的体力劳动，半年后与正常人无异，堪称奇迹。该患者直肠癌手术后，精神极度紧张，体质极度亏耗，通过中药的善后，弥补了西医的不足，全程扶正祛邪，增强了抗病能力。患者至今健在，2018年8月又回诊1次，毫无病态。

2. 李X，男，64岁，2015年3月1日初诊。

主诉：患者于2013年春节期间在广西南宁确诊为直肠

癌，并进行了手术切除术，于2014年4月18日开始在广西医科大学第一附属医院放疗28次，化疗5次，PET/CT示直肠软组织转移，身体已不能继续接受化疗。2015年3月1日来诊，患者小便不通，左股高度肿胀，术区右上方及右侧髂骨软组织肿块，夜不能入睡，疼痛难忍，要求中医治疗，并要求吃止痛药缓解痛苦。

检查：左小腿肌肉萎缩，面色红润。右脉浮而有力，左脉沉涩，舌淡苔滑腻。

诊断：直肠癌转移，符合恶病质征象。

治则：活血化瘀，兼扶正抗毒。

方药：乳香10g，没药10g，牛黄1g，麝香1g，黄芪60g，女贞子60g，海金沙60g，金银花60g。

服法：研粉，2次/日，早晚饭后口服，10日量。

二诊，2015年3月17日。

主诉：痛减，昨日于山西省肿瘤医院就诊，医院建议住院化疗治疗，患者因身体原因已经不能接受化疗而谢绝，现睡眠改善。

检查：舌淡，苔微腻，脉沉涩。

诊断：气滞血瘀，正气不足。

治则：活血化瘀，补气抗毒。

方药：桃红四物汤加味。

（1）桃仁10g，红花10g，熟地15g，川芎10g，当归10g，白芍15g，炮甲珠（冲）6g，生黄芪30g，女贞子

20g，金银花 30g。

服法：3 剂，水煎服，每日 1 剂，每剂 2 煎，混匀，早晚饭后口服。

（2）西黄丸 3g × 10 瓶 × 1 盒，3g/ 次，2 次 / 日，饭后口服。

三诊，2015年3月24日。

主诉：肛周及臀部刺痛，左腿肿胀同前，尿尚可，大腿肌肉痉挛，进食尚可。

检查：右脉浮、有力，左脉沉、涩，舌淡，苔滑、腻。

诊断：直肠癌股骨转移，左下肢静脉回流障碍，气滞血瘀。

治则：活血破瘀，通经止痛。

方药：桃红四物汤加味。

熟地 15g，桃仁 10g，红花 10g，川芎 10g，当归 10g，白芍 30g，甘草 10g，怀牛膝 15g，生黄芪 30g，佩兰叶 15g，炮甲珠（冲）6g，砂仁 10g，大黄（后下）10g，石韦 30g。

服法：5 剂，水煎服，每日 1 剂，每剂 2 煎，混匀，早晚饭后口服。

四诊，2015年4月2日。

主诉：直肠癌转移，腿痛，生殖器周围肿痛。

检查：生殖器周围肿胀，舌腻脉涩。

诊断：左下肢静脉回流障碍，气滞血瘀。

治则：活血破瘀，通经止痛。

方药：桃红四物汤加味。

熟地 15g，桃仁 10g，红花 10g，川芎 10g，当归 10g，白芍 15g，怀牛膝 15g，生黄芪 30g，女贞子 30g，佩兰叶 15g，炮甲珠粉（冲）6g，大黄（后下）10g，石韦 30g，土鳖虫 10g，砂仁 10g。

服法：5 剂，水煎服，每日 1 剂，每剂 2 煎，混匀，早晚饭后口服。

五诊，2015年4月9日。

主诉：左下肢偶然有麻木感，大腿外侧疼痛，肛周疼痛减轻。

检查：精神可，饮食、睡眠一般。脉涩，舌腻。

诊断：左下肢静脉回流障碍，气滞血瘀。

治则：活血破瘀，通经止痛。

方药：白芍 30g，甘草 10g，浙贝母 15g，怀牛膝 15g，骨碎补 15g，乳香 10g，没药 10g，炮甲珠（冲）6g，生黄芪 30g，女贞子 30g，罂粟壳 15g。

服法：5 剂，水煎服，每日 1 剂，每剂 2 煎，混匀，早晚饭后口服。

六诊，2015年4月16日。

主诉：病症同前，左下肢肿胀，纳呆。

检查：舌质红，脉涩。

诊断：气滞血瘀。

治则：活血破瘀，通经止痛。

方药：

（1）桃红四物汤加味。

桃仁10g，红花10g，熟地15g，川芎10g，当归10g，白芍15g，甘草10g，土鳖虫10g，砂仁10g，怀牛膝15g，骨碎补15g，延胡索15g，白花蛇舌草30g，生黄芪30g，女贞子30g，半枝莲30g。

服法：5剂，水煎服，每日1剂，每剂2煎，混匀，早晚饭后口服。

（2）西黄丸3g×10瓶×1盒，3g/次，2次/日，饭后口服。

七诊，2015年4月23日。

主诉：疼痛肿胀同前，病情平稳。

检查：脉缓，舌淡白。

诊断：直肠癌股骨转移，正气不足，气滞血瘀。

治则：活血化瘀，败毒消疽。

方药：阳和汤合四妙勇安汤加味。

熟地30g，鹿角胶（烊）10g，白芥子6g，肉桂6g，甘草10g，干姜10g，金银花30g，玄参30g，当归15g，砂仁10g，桃仁10g，生黄芪20g，女贞子20g，红花10g，麻黄6g。

服法：5剂，水煎服，每日1剂，每剂2煎，混匀，早晚饭后口服。

八诊，2015年5月5日。

主诉：症状同前，尿黄，欠通畅。

检查：舌、脉平和。

诊断：肿瘤压迫尿路，下焦湿热。

治则：清理湿热，软坚散结。

方药：自拟散肿软坚汤加减。

黄芩10g，知母10g，黄柏10g，天花粉10g，龙胆草6g，黄连10g，柴胡10g，三棱6g，莪术6g，白芍30g，土贝母15g，甘草10g，牡丹皮12g，怀牛膝15g。

服法：7剂，水煎服，每日1剂，每剂2煎，混匀，早晚饭后口服。

九诊，2015年5月12日。

主诉：服上药效佳，痛苦减轻，但过于愁服药，太苦，需加蜜才能服下，进食无味，左腿肿，色暗，程度较前减轻，弯腿角度增加。

检查：左股周长缩短7cm。脉、舌平和。

诊断：骨疽。

治则：败毒消疽。

方药：托里定痛汤。

熟地30g，白芍30g，当归10g，川芎10g，乳香

10g，没药10g，肉桂6g，罂粟壳10g，甘草10g，砂仁10g，罗汉果1枚，土鳖虫10g，金银花30g，牡丹皮15g。

服法：7剂，水煎服，每日1剂，每剂2煎，混匀，早晚饭后口服。

十诊，2015年5月21日。

主诉：右腿背侧疼麻，伸腿尤甚，活动后减轻，阴囊周围困痛，左腿肿胀明显消散，唯皮肤、肌肉僵硬。

检查：精神、面色均可。舌淡、润。

诊断：正气充足，邪气亢盛，骨疽疼痛。

治则：止痛消疽，扶正败毒。

方药：

（1）龟鹿二仙胶加味。

龟甲胶50g，鹿角胶50g，红参10g，西洋参10g，枸杞子30g，白芍30g，甘草10g，鹿茸10g，生黄芪30g，乳香10g，没药10g，牛黄1g，麝香1g，女贞子30g，三七10g。

服法：研细粉，2次/日，早晚饭后口服，10日量。

（2）外贴华夏灸膏药，每12小时1次。

十一诊，2015年6月13日。

主诉：左腕关节外伤后钢针固定，住山西省汾阳医院，原疼痛减轻，小便不畅。

检查：舌赤、苔燥。

诊断：肝郁燥热。

治则：清热润燥，疏肝泻火。

方药：知母10g，天花粉10g，玉竹30g，枸杞子15g，麦冬15g，太子参15g，莱菔子15g，佩兰叶10g，罗汉果1枚。

服法：10剂，水煎服，每日1剂，每剂2煎，混匀，早晚饭后口服。

十二诊，2015年7月4日。

主诉：左下肢浮肿，皮色暗，右小腹不适感，足跟麻木感减轻，近日进食较少，咳痰不利。

检查：舌质淡，苔厚腻。

诊断：脾运不佳，中焦不和，邪毒亢盛。

治则：健运脾胃，抗毒消瘤。

方药：小金丸加味。麝香1g，木鳖子5g，炙草乌10g，枫香脂10g，醋乳香20g，醋没药10g，五灵脂10g，酒当归20g，地龙10g，香墨5g，苍术、川芎、藿香、前胡、连翘、陈皮、山楂、枳实、炒麦芽各20g。

服法：研粉，2次/日，早晚饭后口服，10日量。

十三诊，2015年7月18日。

主诉：双下肢浮肿、麻木，临床情况基本稳定，小便欠畅，饮食、睡眠尚可。

检查：舌润无燥。

诊断：骨肉瘤压迫尿路，气血瘀滞。

治则：活血化瘀，通络利湿。

方药：

（1）桃红四物汤加味。

桃仁 10g，红花 10g，熟地 15g，川芎 10g，当归 10g，白芍 30g，甘草 10g，石韦 30g，怀牛膝 15g，生黄芪 20g。

服法：10 剂，水煎服，每日 1 剂，每剂 2 煎，混匀，早晚饭后口服。

（2）炮甲珠 30g，土鳖虫 30g，红参 15g，西洋参 15g。

服法：研粉，2 次 / 日，早晚饭后口服，10 日量。

十四诊，2015年12月15日。

在此期间的 11 月份，又在山西省肿瘤医院化疗 3 次，现右腿疼痛，肌挛（原为左腿疼痛，肿胀，现已消退）。从 2013 年春节在南宁市手术、放化疗，病程已 3 年，现肌萎缩，整个下肢内侧疼痛，难眠，肺、肝、骨全部转移，进食尚可。

检查：舌燥，脉缓，双关弦。

诊断：直肠癌肺、肝、骨全部转移，正虚邪实，气虚血瘀。

治则：扶正祛邪。

方药：

（1）土鳖虫 10g，骨碎补 15g，续断 10g，炮甲珠（冲）6g，白芍 30g，甘草 10g，龟甲（先煎半小时）30g，怀牛膝 15g，砂仁 10g，熟地 30g，女贞子 20g，生黄芪 20g，红花 10g。

服法：3 剂，水煎服，每日 1 剂，每剂 2 煎，混匀，早晚饭后口服。

（2）西黄丸 3g × 10 瓶 × 1 盒，3g/ 次，2 次 / 日，口服。

【按】本例患者因在广西做生意，而就诊于广西医科大学附属肿瘤医院，行西医常规疗法。经多次放疗、化疗，机体损伤严重，心里多有恐惧，但一般情况良好，饮食、起居正常，2 年后病情复发。就诊时，左下肢高度肿胀，疼痛剧烈。首先应对症减少痛苦，消除肿胀。西黄丸有很好的镇痛消瘤作用，后因久病必瘀，以桃红四物汤活血化瘀、养血补血，配以适量的破瘀之品，如炮甲珠等，但接下来因肿瘤已转移至骨盆，牵涉肛周肿痛，故需以止痛为首要任务。阳和汤对于附骨疽等骨组织疾病有极强的治疗作用。四妙勇安汤对于下肢骨组织肿痛也有较强的消除作用。此治疗思路，曾一度将病情加以控制，左股肿胀明显减轻，然患者又因为腕关节摔伤，耽误了 2 月的治疗时间。虽然接下来积极治疗，活血化瘀、补益虚劳、利水消肿，终究是回天无力。虽然患者最终不治身亡，但仍诊治 10 月之久，可见其疗效还是不可否认的。

3. 张X，女，38岁，2010年3月2日初诊。

主诉：直肠癌，双卵巢癌，于2009年进行2次手术，化疗9次，腹股沟淋巴结肿大，便秘，体质衰弱，一度想自杀。

检查：患者极度消瘦，情绪低落，肛门闭锁改道。脉弱，舌淡苔白。

诊断：直肠癌合卵巢癌，正气极亏，邪气亢盛。

治则：扶正祛邪。

方药：郁金15g，当归10g，何首乌30g，桃仁10g，麻仁30g，砂仁10g，石斛20g，黄芪30g，太子参30g，大黄（后下）10g，沉香6g。

服法：3剂，水煎服，每日1剂，每剂2煎，混匀，早晚饭后口服。

二诊，2010年3月20日。

主诉：精神增强，饮食增加，大便稍润。

检查：六脉弱，龈肿。舌红，苔薄白。

诊断：直肠癌合卵巢癌，正气极亏，邪气亢盛。

治则：扶正祛邪。

方药：

（1）龟鹿二仙胶。

龟甲胶、鹿角胶、西洋参各30g，枸杞100g，

服法：研粉，2次/日，早晚饭后口服，10日量。

（2）玉屏风汤加味。

黄芪30g，白术10g，防风10g，砂仁10g，何首乌

30g，太子参20g，沙参20g，桃仁10g，麻仁30g，柏子仁15g，大黄（后下）10g，莪术10g。

服法：3剂，水煎服，每日1剂，每剂2煎，混匀，早晚饭后口服。

三诊，2010年4月1日。

主诉：无腹痛，可外出散步，食后，手术部位有疼痛感。

检查：面光色转红，精神可。脉有力，舌淡红，舌下稍瘀。

诊断：气虚血瘀。

治则：益气补血，活血化瘀。

方药：

（1）血府逐瘀颗粒10袋×2盒，1袋/次，2次/日，早晚饭后口服。

（2）黄芪30g，当归10g，何首乌30g，麻仁30g，番泻叶6g，桃仁10g，白术10g，党参30g，黄连10g，砂仁10g。

服法：5剂，水煎服，每2日1剂，每剂3煎，2次/日，混匀，早晚饭后口服。

四诊，2010年4月20日。

主诉：饮食增加，腹痛减，大便畅。

检查：面光色转红，精神可。脉有力，舌淡红，舌下稍瘀。

诊断：气虚血瘀。

治则：益气补血，活血化瘀。

方药：黄芪30g，当归10g，何首乌30g，麻仁30g，番泻叶6g，桃仁10g，白术10g，党参30g，黄连10g，砂仁10g，郁金15g，红花10g。

服法：5剂，水煎服，每2日1剂，每剂3煎，2次/日，混匀，早晚饭后口服。

五诊，2010年5月4日。

主诉：近来情绪改善，要求治疗（以前要跳楼自杀），信心增加，饮食、精神均改善。

检查：面色红润。脉缓有力，舌淡红，舌下瘀。

诊断：气虚血瘀。

治则：益气通腑，活血化瘀。

方药：砂仁10g，当归30g，大黄20g，番泻叶20g，桃仁20g，牡丹皮20g，红花20g，云南白药8g，川芎20g，何首乌30g，黄连10g。

服法：研粉，2次/日，早晚饭后口服，10日量。

六诊，2010年5月18日。

主诉：进食、二便好，精神佳，可以走出去串门。

检查：面泽，舌润。

诊断：直肠癌合卵巢癌，气虚血瘀证。

治则：益气通腑，活血化瘀。

方药：龟鹿二仙胶加味。

龟甲胶、鹿角胶各60g，西洋参60g，枸杞120g，红参 60g，番泻叶 20g，大黄 20g，云南白药 8g，何首乌 60g，砂仁 20g，牡丹皮 20g，红花 20g，川芎 20g，黄连 20g。

服法：研粉，2 次 / 日，早晚饭后口服，1 月量

【按】至此后，患者生活质量稳定，3 月后随访情况稳定。

第 14 章

胰腺癌

闫X，女，50 岁，2008 年 6 月 7 日初诊。

主诉：胰头癌，全身黄染 3 月，纳差，消瘦，疼痛。

检查：脉浮紧，舌淡苔腻，巩膜黄染。

诊断：黄疸，胰头癌疼痛，湿阻中焦。

治则：消肿退黄，利湿止痛。

方药：茵陈蒿汤加味。

茵陈 30g，大黄（后下）10g，栀子 10g，白花蛇舌草 30g，金钱草 30g，郁金 30g，黄芪 30g，三七粉（冲）6g，乳香 6g，没药 6g，炮甲珠（冲）6g。

服法：3 剂，水煎服，每日 1 剂，每剂 2 煎，混匀，早晚饭后口服。

二诊，2008年6月19日。

主诉：胰头癌，全身黄染 3 月，近来饮食、精神均好。

检查：皮肤黄染，消瘦，体重 40 千克。脉弱，舌淡。

诊断：黄疸，胰头癌疼痛，湿阻中焦。

治则：消肿退黄，利湿止痛。

方药：

（1）茵陈蒿汤加味。

茵陈 30g，大黄（后下）10g，白花蛇舌草 30g，金钱草 30g，郁金 30g，黄芪 30g，三七粉（冲）6g，炮甲珠（冲）6g。

服法：3 剂，水煎服，每日 1 剂，每剂 2 煎，混匀，早晚饭后口服。

（2）煮食薏苡仁、红小豆各 30g/ 日，共用 10 日。

三诊，2008年6月24日。

主诉：与初诊相比病情好转，饮食增加，精神良好。

检查：舌淡，脉弱，巩膜黄。

诊断：黄疸，胰头癌疼痛，湿阻中焦。

治则：消肿退黄，利湿止痛。

方药：茵陈蒿汤加味。

茵陈 30g，大黄（后下）10g，白花蛇舌草 30g，金钱草 30g，郁金 30g，黄芪 30g，三七粉（冲）6g，炮甲珠（冲）6g，栀子 10g。

服法：3 剂，水煎服，每日 1 剂，每剂 2 煎，混匀，早晚饭后口服。

四诊，2009年6月28日。

主诉：病情稳定。

检查：舌淡，脉弱，巩膜黄。

诊断：黄疸，胰头癌疼痛，湿阻中焦。

治则：消肿退黄，利湿止痛，填精益髓。

方药：

（1）茵陈蒿汤加味。

茵陈30g，大黄（后下）10g，白花蛇舌草30g，金钱草30g，郁金30g，黄芪30g，三七粉（冲）6g，炮甲珠（冲）6g，二术各10g，牡丹皮10g，龟甲胶、鹿角胶（烊）各3g。

服法：3剂，水煎服，每日1剂，每剂2煎，混匀，早晚饭后口服。

（2）西黄丸3g×6瓶，3g/次，2次/日，口服。

五诊，2008年7月3日。

主诉：临床稳定，进食可。

检查：舌淡脉弱，巩膜黄。

诊断：黄疸，胰头癌疼痛减轻，湿阻中焦证。

治则：消肿退黄，利湿止痛，填精益髓。

方药：

（1）茵陈蒿汤加味。

茵陈30g，大黄（后下）10g，白花蛇舌草30g，金钱草30g，郁金30g，黄芪30g，三七粉（冲）6g，炮甲珠（冲）

6g，二术各10g，牡丹皮10g，西洋参20g，龟甲胶、鹿角胶（烊）各6g。

服法：4剂，水煎服，每日1剂，每剂2煎，混匀，早晚饭后口服。

（2）西黄丸3g×4瓶，3g/次，2次/日，口服。

六诊，2008年7月10日。

主诉：病稳定，皮肤痒，有血疹。

检查：脉浮无力，舌淡白。

诊断：皮肤瘙痒，血虚风燥证。

治则：养血润燥，止痒。

方药：天花粉15g，苦参20g，大黄（后下）15g，白芷15g，川芎20g，黄柏10g，生地20g，地肤子30g，黄芪30g，龟甲胶、鹿角胶（烊）各10g。

服法：3剂，水煎外洗，每日1剂，每剂3煎，混匀，早晚饭后外洗。

七诊，2008年7月15日。

主诉：全身皮疹瘙痒，下肢为大片状黑斑，为自主输营养液后出现。

检查：脉弱缓，舌淡腻。

诊断：气虚血弱，皮肤失养，脾弱不运。

治则：补益气血，扶正抗毒，濡养皮肤。

方药：玉屏风汤加味。

黄芪30g，白花蛇舌草30g，砂仁10g，薏苡仁30g，浙贝母15g，鸡内金30g，防风10g，白术10g，野菊花30g，紫草10g。

服法：3剂，水煎服，每日1剂，每剂2煎，混匀，早晚饭后口服。

八诊，2008年7月22日。

主诉：全身皮疹瘙痒，下肢为大片状黑斑，为输液后出现，精神良好。

检查：脉弱缓，舌淡腻。

诊断：气虚血弱，皮肤失养，脾弱不运。

治则：补益气血，扶正抗毒，濡养皮肤。

方药：玉屏风汤加味。

黄芪30g，白花蛇舌草30g，砂仁10g，薏苡仁30g，浙贝母15g，鸡内金30g，防风10g，白术10g，野菊花30g，紫草10g，西洋参15g，地骨皮20g，龟甲（先煎半小时）20g。

服法：5剂，水煎服，每日1剂，每剂2煎，混匀，早晚饭后早晚口服。

九诊，2008年7月29日。

主诉：饮食精神良好，瘙痒减，下肢黑斑变淡。

检查：舌赤，苔黄，脉弱。

诊断：气血虚弱，血燥肤痒，邪气亢盛。

治则：补气泻火，抗肿消瘤。

方药：

（1）黄芪 30g，芦根 30g。

服法：5 剂，水煎频饮，每日 1 剂。

（2）西黄丸 3g × 10 瓶 × 1 盒，3g/ 次，2 次 / 日，口服。

十诊，2008年8月7日。

主诉：精神好，饮食增加，唯黄疸显著。

检查：脉弱，舌润、瘦。

诊断：气阴两虚，湿邪内生。

治则：补益气血，利湿通腑。

方药：黄芪 30g，芦根 30g，金钱草 30g，白术 15g，茵陈 30g，山药 15g，柏子仁 15g，大黄（后下）10g。

服法：5 剂，水煎服，每日 1 剂，每剂 2 煎，混匀，早晚饭后口服。

十一诊，2008年8月16日。

主诉：尿黄，余（－）。

检查：色淡，脉虚。

诊断：黄疸，脾虚不运。

治则：解脾利水，消肿退黄，抗毒。

方药：黄芪 30g，芦根 30g，金钱草 30g，白术 15g，茵陈 30g，山药 15g，柏子仁 15g，大黄（后下）10g，鳖甲（先煎半小时）30g。

服法：3剂，水煎服，每日1剂，每剂2煎，混匀，早晚饭后口服。

十二诊，2008年8月21日。

主诉：精神饮食均好，尿色淡，巩膜黄减淡。

检查：巩膜黄染变淡，面色由黄变淡。脉弱、舌淡。

诊断：黄疸，脾虚不运（胰腺癌导致）。

治则：健脾利水，消肿退黄，抗毒。

方药：

（1）黄芪30g，芦根30g，金钱草30g，白术15g，茵陈30g，山药15g，柏子仁15g，大黄（后下）10g，鳖甲（先煎半小时）30g。

服法：5剂，水煎服，每日1剂，每剂2煎，混匀，早晚饭后口服。

（2）西黄丸3g×10瓶 ×1盒，3g/次，2次/日，饭后口服。

十三诊，2008年9月11日。

主诉：WBC 11.6×10^9/L，皮肤痒未现，精神、饮食、二便正常，遇热则痒甚。

检查：舌淡，目微黄，脉弱。

诊断：黄疸，脾虚不运（胰腺癌导致），血虚风燥。

治则：补益气血，扶正祛邪，抗毒润肤止痒。

方药：白花蛇舌草30g，荆芥10g，防风10g，蝉蜕

15g，蛇床子 20g，黄芪 30g，龟甲胶、鹿角胶（烊化）各 10g，西洋参各 10g。

服法：5 剂，水煎服，每日 1 剂，每剂 2 煎，混匀，早晚饭后早晚口服。

【按】胰头癌堵塞或压迫胆总管，会出现皮肤瘙痒、陶土样便，致阻塞性黄疸，属阳黄证，首要退黄利胆，投茵陈蒿汤为首选，同时给予薏苡仁、赤小豆等健脾利湿，并兼顾扶正与攻克，用到黄芪、党参、白花蛇舌草、半枝莲、炮甲珠之属，辅助以西黄丸攻坚。瘙痒症应以祛风养血为主，投以苦参、地肤子等祛风燥湿之品。养血不离胶类。以黄芪鳖甲汤破坚益气，曾使黄疸症状消除，饮食增加，但该患者后来胡乱投医，又输液，又服偏方，不久就因腹水身亡。

第 15 章

牙龈癌

董X，女，53岁，2012年9月20日初诊。

主诉：牙龈癌手术后2月余，高分化癌，现无临床反应，睡眠差。

检查：舌红，精神佳，无临床不适。

诊断：肝郁化火。

治则：活血化瘀，清热泻火。

方药：血府逐瘀汤加味，

当归10g，生地15g，桃仁10g，红花10g，枳壳10g，牛膝15g，川芎6g，柴胡6g，赤芍15g，甘草6g，桔梗12g，酸枣仁30g，麦冬15g，沙参30g，山楂20g，乌梅15g。

服法：10剂，水煎服，每日1剂，每剂2煎，混匀，早晚饭前口服。

【按】患者服药后睡眠改善，本例为对症治疗。

第 16 章

鼻咽癌

胡 X，女，30 岁，2005 年 6 月 21 日初诊。

主诉：鼻咽癌，病检为低分化鳞癌，2005 年 2 月发病，ETC 示多发性骨转移，放疗后发热 39.2℃，午后甚。

检查：舌右偏、裂，脉细、数，面色㿠白，需要人扶持，拄双拐杖。

诊断：鼻咽癌已经骨转移，机体功能衰竭，正气极亏，骨疽。

治则：扶正抗邪，消瘤败毒。

方药：

（1）三甲粉 50g。

服法：5g/ 次，2 次 / 日，早晚饭后口服。

（2）阳和汤加味。

牡丹皮 10g，黄芪 30g，虎杖 30g，胆南星 10g，菖蒲 10g，浙贝母 12g，鹿角胶（烊）15g，肉桂 6g，麻黄

6g，干姜炭6g，熟地15g，白芥子3g，甘草3g。

服法：5剂，水煎服，每日1剂，每剂2煎，混匀，早晚饭后口服。

二诊，2005年6月28日。

主诉：进食较好，午后热，

检查：WBC 5.2×10^9/L，HGB 70g/L。面色皖白，需要人扶持，拄双拐杖。舌右偏、裂，脉细、数。

诊断：鼻咽癌已经骨转移，机体功能衰竭，正气极亏，骨疽。

治则：扶正抗邪，消疽败毒。

方药：

（1）三甲粉75g。

服法：5g/次，2次/日，早晚饭后口服。

（2）阳和汤加味。

牡丹皮10g，黄芪30g，虎杖30g，胆南星10g，菖蒲10g，浙贝母12g，鹿角胶（烊）15g，肉桂6g，麻黄6g，干姜炭6g，熟地15g，白芥子3g，甘草3g。

服法：5剂，水煎服，每日1剂，每剂2煎，混匀，早晚饭后口服。

三诊，2005年7月3日。

主诉：体温已由39℃以上降为37.5℃，进食尚可。

检查：拄双拐杖，不用人扶持，面色皖白。脉弱，舌淡。

诊断：机体功能衰竭，正气极亏，骨疽。

方药：自拟抗疽汤。

白芥子 10g，透骨草 30g，白花蛇舌草 30g，旱莲草 30g，枸杞 30g，浙贝母 12g，虎杖 20g，牡丹皮 10g，生黄芪 30g，骨碎补 30g，龟甲胶、鹿角胶各（烊）10g。

服法：7 剂，水煎服，每日 1 剂，每剂 2 煎，混匀，早晚饭后口服。

四诊，2005年7月16日。

主诉：双下肢抽搐伴口腔溃烂，体温 38℃。

检查：脉弱，无力说话，无力行走，面色㿠白。

诊断：元气极亏，生命危险。

方药：自拟抗疽汤。

白芥子 10g，透骨草 30g，白花蛇舌草 30g，旱莲草 30g，枸杞 30g，浙贝母 12g，虎杖 20g，牡丹皮 10g，生黄芪 30g，骨碎补 30g，天麻 10g，地骨皮 10g，麦冬 10g，辛夷 10g，龟甲胶、鹿角胶（烊）各 10g。

服法：5 剂，水煎服，每日 1 剂，每剂 2 煎，混匀，早晚饭后口服。

【按】鼻咽癌已转移到颅骨，应当新旧病灶共治之。中医认为该患者属附骨疽，阳和汤对于骨质之阴疽证能够直达病所。放疗后，由于产生脱落组织，被机体再吸收后易引起高热。所以有此现象还需要积极退热、清热凉血，需要用到牡丹皮、虎杖等。患者就诊时已经元气大伤，不能独立行走，拄双杖，面色苍白，语言低微，生命危险，又由于精神受到严重打击，生病后遭爱人离弃，失去生活勇气，西医放弃治疗，用中药尽心维持了2月，不日病亡。

第 17 章

骨肉瘤

1. 任 X，男，35 岁，2005 年 6 月 7 日初诊。

主诉：骨肉瘤 3 月，疼痛，乏力，放疗后白细胞减少。

检查：面欠泽，双溢，双耳郭色暗、质较硬。舌淡苔厚腻，六脉弱。WBC $2.6 \times 10^9/L$，PLT $58 \times 10^9/L$。

诊断：正气亏虚，精髓伤损。

治则：补肾益髓，增强体质。

方药：六味地黄汤加减。

炮甲珠（冲）5g，龟甲胶、鹿角胶（烊）各 10g，生黄芪 30g，当归 6g，熟地 10g，茯苓 10g，山药 10g，砂仁 10g，炙甘草 6g，山茱萸 15g，佩兰叶 15g，鸡血藤 50g。

服法：7 剂，水煎服，每日 1 剂，每剂 2 煎，混匀，早晚饭后口服。

二诊，2005年6月15日。

主诉：精神好转，痛减。

检查：WBC 5.1×10^9/L，PLT 105×10^9/L。舌淡苔厚腻，六脉弱。双溢。

诊断：正气亏虚，精髓伤损。

治则：补肾益髓，增强体质。

方药：左归饮加减。

炮甲珠（冲）5g，龟甲胶、鹿角胶（烊）各10g，生黄芪30g，当归6g，熟地10g，茯苓10g，山药10g，砂仁10g，炙甘草6g，山茱萸15g，佩兰叶15g，鸡血藤50g，郁金12g。

服法：7剂，水煎服，每日1剂，每剂2煎，混匀，早晚饭后口服。

三诊，2005年6月28日。

主诉：精神好转，饮食增加，痛减。

检查：舌苔已经转薄，脉有力，面泽润。

诊断：正气好转，仍然亏损，精髓伤损。

治则：补益正气，养血补髓。

方药：当归补血汤合四君子汤加味。

生黄芪30g，当归10g，熟地10g，茯苓10g，砂仁10g，旱莲草30g，炙甘草10g，鹿角胶10g，鸡血藤30g，党参30g，白术10g，三甲粉（冲）5g。

服法：7剂，水煎服，每日1剂，每剂2煎，混匀，早

晚饭后口服。

四诊，2005年7月12日。

主诉：放化疗后，WBC 4.8×10^{9}/L，有咳嗽症状。

检查：面欠润泽。舌燥苔薄，脉无力。

诊断：放疗性咳嗽，阴虚燥咳，正气不足。

治则：滋阴润肺。

方药：知柏地黄汤合增液汤加味。

生地15g，麦冬10g，玄参20g，川贝母6g，白芍15g，牡丹皮9g，薄荷10g，甘草10g，知母10g，黄柏10g，山茱萸12g，山药12g，茯苓9g，泽泻9g。

服法：5剂，水煎服，每日1剂，每剂2煎，混匀，早晚饭后口服。

【按】该患者不久后病亡。

2. 侯X，女，15岁，2011年4月21日初诊。

主诉：左股骨下段骨肉瘤，溶骨性，化疗2次，因反应剧烈而停止化疗。

检查：左膝部肿胀，有足球体积大小，毛发稀疏，化疗反应剧烈。脉弱舌赤。

诊断：骨肉瘤，鹤膝风，气血不足。

治则：补气消肿，止痛。

方药:

（1）乳香 10g，没药 10g，牛黄 0.5g，麝香 0.5g，云南白药 4g。

服法：研粉，2 次 / 日，早晚饭后口服，5 日量。

（2）云南白药 4g 加 80ml 75% 酒精，调匀外涂，4 次 / 日。

二诊，2011年4月26日。

主诉：低热 38.5℃，临床无改变。

检查：毛发稀疏，脉弱舌赤，消瘦。

诊断：骨肉瘤，鹤膝风，气血不足。

方药:

（1）四妙勇安汤加味。

玄参 50g，当归 30g，金银花 50g，甘草 15g，麻黄 6g。

服法：2 剂，水煎服，每日 1 剂，每剂 2 煎，混匀，早晚饭后口服。

（2）西黄丸 3g × 10 瓶 ×2 盒，3g/ 次，2 次 / 日，口服。

三诊，2011年4月28日。

主诉：肿块出现皱纹，疼痛。

检查：毛发稀疏，脉弱舌赤，消瘦。

诊断：骨肉瘤，鹤膝风，气血不足。

治则：补益气血，败毒消肿。

方药：

（1）四妙勇安汤加味。

玄参50g，当归30g，金银花50g，甘草15g，麻黄6g，生黄芪30g。

服法：2剂，水煎服，每日1剂，每剂2煎，混匀，早晚饭后口服。

（2）野菊花30g，红花15g，白花蛇舌草30g，蒲公英30g，赤芍10g。

用法：水煎，外涂热敷，每日1剂。

四诊，2011年4月30日。

主诉：肿物仍有皱纹，有恶心感，近二日未服止痛药，症状、体征无变化，方药不变。

检查：毛发稀疏，脉弱舌赤，消瘦。

诊断：骨肉瘤，鹤膝风，气血不足。

治则：补益气血，败毒消肿。

方药：四妙勇安汤加味。

玄参50g，当归30g，金银花50g，甘草15g，麻黄6g，生黄芪30g，砂仁10g，生姜10g。

服法：2剂，水煎服，每日1剂，每剂2煎，混匀，早晚饭后口服。

五诊，2011年5月3日。

主诉：进食尚好，肿块同前，疼痛可忍。

检查：面色淡白，头发稀疏。舌淡苔白，脉弱。

诊断：正气亏虚，邪毒亢盛，鹤膝风。

治则：扶正抗毒，清热消肿。

方药：四妙勇安汤加味。

玄参50g，当归30g，金银花50g，甘草15g，麻黄6g，生黄芪30g。

服法：2剂，水煎服，每日1剂，每剂2煎，混匀，早晚饭后口服。

六诊，2011年5月5日。

主诉：进食好，肿块同前，疼痛可忍。

检查：面色淡白，头发稀疏。舌淡苔白，脉弱。

诊断：正气亏虚，邪毒亢盛，鹤膝风。

治则：扶正抗毒，清热消肿。

方药：四妙勇安汤加味。

玄参50g，当归30g，金银花50g，甘草15g，麻黄6g，生黄芪30g，砂仁10g，生姜10g。

服法：2剂，水煎服，每日1剂，每剂2煎，混匀，早晚饭后口服。

七诊，2011年5月7日。

主诉：进食好，肿块同前，疼痛可忍，同前较平稳，小腿肿胀消除明显，进食尚好，止痛药每日服1次。

方药：四妙勇安汤加味。

玄参50g，当归30g，金银花50g，甘草15g，麻黄6g，生黄芪30g，砂仁10g，生姜10g。

服法：2剂，水煎服，每日1剂，每剂2煎，混匀，早晚饭后口服。

八诊，2011年5月10日。

主诉：临床尚稳，进食尚可。

检查：精神差，坐的时间不能长。舌淡，脉弱。

诊断：正气亏虚，病情加重。

治则：扶正消疽。

方药：

（1）阳和汤加味。

熟地30g，鹿角胶（烊）10g，白芥子4g，肉桂3g，甘草3g，麻黄2g，干姜2g，砂仁10g，牛膝10g，生黄芪30g，骨碎补15g。

服法：2剂，水煎服，每日1剂，每剂2煎，混匀，早晚饭后口服。

（2）六灵丸10粒、点舌丸5粒、云南白药8g，研粉醋调，外涂患处。

九诊，2011年5月12日。

主诉：服药已经20余天，效果不明，疼痛，精神较差。

检查：面色淡，头发稀疏。舌赤，脉弱。

诊断：骨肉瘤，鹤膝风，正气亏虚。

治则：扶正消疸。

方药：

（1）阳和汤加味。

熟地30g，鹿角胶（烊）10g，白芥子4g，肉桂3g，甘草3g，麻黄2g，干姜2g，砂仁10g，牛膝10g，生黄芪30g，骨碎补15g。

服法：3剂，水煎服，每日1剂，每剂2煎，混匀，早晚饭后口服。

（2）六灵丸10粒，点舌丸5丸，云南白药8g，研粉醋调，外涂患处。

十诊，2011年5月14日。

主诉：疼痛减，夜轻，上午重，进食可。

检查：脉弱，舌赤，面色淡，头发稀疏。

诊断：骨肉瘤，鹤膝风，正气亏虚。

治则：滋阴补肾消疸。

方药：

（1）阳和汤加味。

熟地30g，鹿角胶（烊）10g，白芥子4g，肉桂3g，甘草3g，麻黄2g，干姜2g，砂仁10g，牛膝10g，生黄芪30g，骨碎补15g。

服法：4剂，水煎服，每日1剂，每剂2煎，混匀，饭后早晚口服。

（2）六灵丸、点舌丸、云南白药各8g，椿皮膏5g，研粉醋调，外涂患处。

十一诊，2011年5月19日。

主诉：进食可，夜睡稳，上午腿不适著，外用椿皮膏无不良反应，皮肤光滑，照上方再贴。

检查：面色淡，头发稀疏。舌赤，脉弱。

诊断：骨肉瘤，鹤膝风，正气亏虚。

治则：滋阴补肾消疽。

方药：阳和汤停用（本人不愿服汤药）。

砂仁30g，每日10g；山慈菇90g，每日30g。

水煎频服。

十二诊，2011年5月24日。

主诉：症状、体征无变化。

检查：面色淡，头发稀疏。舌赤，脉弱。

诊断：鹤膝风。

治则：滋阴补肾消疽。

方药：

（1）四神煎加味。

生黄芪100g，玄参30g，牛膝30g，石斛60g，金银花30g。

服法：2剂，水煎服，每日1剂，每剂2煎，混匀，早晚饭后口服。

（2）甘遂10g，大戟10g，白芷20g，椿皮膏10g，

研粉醋调，外涂患处。

十三诊，2011年5月26日。

主诉：肠胃反应经自己口服吗丁啉痊愈，服四神煎后身热。体温38℃。

检查：肿物周长由78cm变为57cm。舌淡，脉弱。

诊断：鹤膝风。

治则：消肿止痛，益气扶正。

方药：四神煎加味。

生黄芪100g，远志30g，牛膝30g，石斛60g，金银花30g，水牛角（先煎半小时）30g，牡丹皮10g，西洋参20g。

服法：2剂，水煎服，每日1剂，每剂2煎，混匀，早晚饭后口服。

十四诊，2011年5月28日。

主诉：夜睡稳，进食尚好，体温36.5~37℃，疼不剧。

检查：舌淡，脉弱。

诊断：正气亏虚，邪气亢盛。

治则：补益气血，清热凉血。

方药：四神煎加味。

生黄芪100g，远志30g，牛膝30g，石斛60g，金银花30g，水牛角（先煎）30g，牡丹皮10g，西洋参20g。

服法：2剂，水煎服，每日1剂，每剂2煎，混匀，早

晚饭后口服。

十五诊，2011年5月31日。

主诉：肿物周长57cm，进食可，有时轻度发热，午后精神好。

检查：头发增多，面色有血色。舌淡红，脉缓。

诊断：鹤膝风。

治则：消肿止痛，益气扶正。

方药：阳和汤加味。

熟地30g，鹿角胶（烊）10g，白芥子4g，肉桂3g，甘草3g，麻黄2g，干姜2g，石韦30g，牛膝15g，骨碎补15g，砂仁10g，生黄芪30g。

服法：4剂，水煎服，每日1剂，每剂2煎，混匀，早晚饭后口服。

十六诊，2011年6月4日。

主诉：近几日进食差，上腹不适，余同前。

检查：二便正常。舌淡苔腻，脉缓。

诊断：鹤膝风，脾运不佳。

治则：健脾、理气、止痛。

方药：阳和汤加味。

熟地30g，鹿角胶（烊）10g，白芥子4g，肉桂3g，甘草3g，麻黄2g，干姜2g，石韦30g，牛膝15g，骨碎补15g，砂仁10g，三七粉（冲）6g，山楂20g，生黄芪

30g。

服法：4剂，水煎服，每日1剂，每剂2煎，混匀，早晚饭后口服。

十七诊，2011年6月7日。

主诉：病情同前，肿块未增大，无热，进食差，乏力。

检查：面色淡白，牙龈色淡。舌淡，脉弱。

诊断：气血亏损。

治则：扶正消肿。

方药：当归补血汤加味。

生黄芪100g，当归20g，威灵仙20g，牛膝12g，砂仁10g，陈皮10g，白术10g，野菊花20g，党参15g，生姜10g。

服法：3剂，水煎服，每日1剂，每剂2煎，混匀，早晚饭后口服。

十八诊，2011年6月16日。

主诉：进食良好，肿块无亮泽，肿块大小未增，临床情况基本良好。

检查：牙龈色淡。舌淡，脉弱。

诊断：正气亏损。

治则：填精补髓，消肿排毒。

方药：龟鹿二仙胶。

西洋参30g，龟甲胶、鹿角胶各30g，枸杞50g，乳香

10g，没药 10g，牛黄 0.5g，麝香 0.5g。

服法：研粉，2 次 / 日，早晚饭后口服，5 日量。

十九诊，2011年6月21日。

主诉：疼痛减，进食尚好，肿块未增，情绪不好，本人反感服药。

方药：麝香 0.5g，木鳖子 5g，炙草乌 10g，枫香脂 10g，醋乳香 20g，醋没药 10g，五灵脂 10g，酒当归 20g，地龙 10g，香墨 5g，阿胶 20g。

服法：研粉，2 次 / 日，早晚饭后口服，5 日量。

二十诊，2011年6月28日。

主诉：右膝肿胀，周长 64cm，憋肿感为主，膝下浮肿。

检查：膝肿胀，面色淡白。舌淡，脉弱。

诊断：鹤膝风，正虚邪实。

治则：益气消瘤。

方药：

（1）阳和汤加味。

熟地 30g，鹿角胶（烊）10g，白芥子 4g，肉桂 3g，甘草 3g，麻黄 2g，干姜 2g，透骨草 15g，砂仁 10g，补骨脂 20g，威灵仙 30g。

服法：2 剂，水煎服，每日 1 剂，每剂 2 煎，混匀，早晚饭后口服。

（2）云南白药气雾剂外喷。

二十一诊，2011年6月30日。

主诉：服上方无不良反应，云南白药气雾剂不见效。今日未开药。

二十二诊，2011年7月2日。

主诉：右膝肿胀，周长67cm，憋肿感为主，膝下浮肿，疼痛。

检查：脉弱舌淡，膝肿胀，面色淡白，精神焦虑。

诊断：鹤膝风，正虚邪实。

治则：益气消疽。

方药：阳和汤加味。

熟地30g，鹿角胶（烊）10g，白芥子4g，肉桂3g，甘草3g，麻黄2g，干姜2g，透骨草15g，砂仁10g，补骨脂20g，威灵仙30g，猫爪草30g。

服法：2剂，水煎服，每日1剂，每剂2煎，混匀，早晚饭后口服。

二十三诊，2011年7月5日。

主诉：除下肢患侧肿胀外，余同前。

检查：体征无变化。

方药：仍试服四神煎。

生黄芪、远志、牛膝各90g，半夏20g，砂仁10g，石斛120g，金银花30g，透骨草30g。

服法：2剂，水煎服，每日1剂，每剂2煎，混匀，早

晚饭后口服。

二十四诊，2011年7月23日，病重，脏器衰竭。

检查：神志迷糊，脉沉弱。

诊断：生命垂危，元气将脱。

治则：补益元气。

方药：独参汤加味。

红参 9g，西洋参 15g，生黄芪 150g。

服法：水煎频服，3 日量。

二十五诊，2011年8月13日。

现本人不能配合内外用药，其父要求吃点药以资安慰。

【按】15 岁少女患此病痛实属可怜，化疗 2 次因为反应剧烈而停止，就诊时首先要对证，投以四妙勇安汤加味，该方有清热解毒、活血止痛之效，用于脱疽之热毒亢盛者，一度曾使疼痛减轻，但是肿块不减小，后投以阳和汤内消，肿膝有所缩小，外用椿皮膏，其苦、寒归大肠、胃、肝经，有清热燥湿、收涩止血之功，用于便血、崩漏等，现代药理研究表明有抗肿瘤作用，配合清热解毒之梅花点舌丹粉外用欲达外消功用。此方案用了 40 日后，疼痛基本消除。四神煎出自《验方新编》，由生黄芪 240g、川牛膝 120g、石斛 120g、远志 120g、金银花 30g 组成，治疗鹤膝风、膝关节肿痛、步履维艰，膝肿周长一度由80cm缩小到57cm，整个治疗过程以消补并用，中药治疗4个多月。患者曾经还会闹情绪，拒服任何药物10余天，肿瘤医院拒收治，运用中医的理法方药，达到了一定的治疗效果，本治疗方案还是比较有效的。

第 18 章

胸腺癌

1. 郭 X，女，63 岁，2015 年 9 月 15 日初诊。

主诉：胸腺癌，手术未完全切除，现腹部麻木已久，于 2015 年 8 月 4 日在平遥某院请山西省肿瘤专家及麻醉师来平遥手术并建议放疗（未做），体质尚好，生活质量可，2015 年 8 月 4 日病检为胸腺中分化腺癌，周围组织浸润，胸膜结节内可见腺癌细胞。

检查：精神可，神志清，面色淡。脉弱。

诊断：胸腺癌，手术未完全切除，气血亏损，气滞血瘀。

治则：活血化瘀，疏肝理气，败毒消肿。

方药：

理气舒心片 12 片 ×3 板 ×3 盒，6 片 / 次，2 次 / 日，口服。

血府逐瘀丸 10 丸 ×2 盒，1 丸 / 次，2 次 / 日，口服。

西黄丸 3g × 10 瓶 ×1 盒，3g/ 次，1 次 / 日，口服。

小金丸 1.2g×2 瓶 ×5 盒，1.2g/ 次，1 次 / 日，口服。

二诊，2015年9月24日。

主诉：生活如常，做增强 CT 注射显影剂后每周耳鸣、疼痛症状较前减轻。

检查：面色淡白。舌、脉平和。

诊断：气血亏损，气滞血瘀。

治则：活血化瘀，疏肝理气，败毒消肿。

方药：

西黄丸 3g×10 瓶 ×2 盒，3g/ 次，1 次 / 日，口服。

小金丸 1.2g×2 瓶 ×10 盒，1.2g/ 次，1 次 / 日，口服。

平消片 0.23g×100 片 ×2 瓶，5 片 / 次，2 次 / 日，口服。

贞芪扶正颗粒 15g×10 袋 ×4 盒，15g/ 次，2 次 / 日，饭后口服。

三诊，2015年10月15日。

主诉：耳鸣及腹部麻木均消失，生活质量好。

检查：面泽，脉缓。

诊断：疗效显著，正气充足。

治则：效不更方，活血化瘀，疏肝理气，败毒消肿。

方药：

小金丸 1.2g×10 瓶 ×10 盒，1.2g/ 次，1 次 / 日，口服

西黄丸 3g×10 瓶 ×2 盒，3g/ 次，1 次 / 日，口服。

贞芪扶正颗粒 15g×10 袋 ×4 盒，15g/ 次，2 次 / 日，

口服。

逍遥丸 10 丸 ×4 盒，1 丸 / 次，2 次 / 日，饭后口服。

四诊，2015年11月3日。

主诉：无临床症状，二便畅，饮食好，胸部凸起部位已变平坦。

检查：脉缓舌润。

诊断：疗效显著，正气充足。

治则：效不更方，活血化瘀，疏肝理气，败毒消肿。

方药：

西黄丸 3g×10 瓶 ×2 盒，3g/ 次，1 次 / 日，口服。

小金丸 1.2g×2 瓶 ×10 盒，1.2g/ 次，1 次 / 日，口服。

血府逐瘀丸 10 丸 ×2 盒，1 丸 / 次，2 次 / 日，口服。

逍遥丸 10 丸 ×2 盒，1 丸 / 次，2 次 / 日，口服。

五诊，2015年11月26日。

主诉：生活质量如常，无不适。

检查：面泽。脉缓。

诊断：疗效良好，扶正祛邪。

治则：软坚散结，扶正祛邪。

方药：

贞芪扶正颗粒 15g×10 袋 ×4 盒，15g/ 次，2 次 / 日，口服。

西黄丸 3g×10 瓶 ×2 盒，3g/ 次，1 次 / 日，口服。

小金丸 1.2g×2 瓶 ×10 盒，1.2g/ 次，1 次 / 日，口服。

乳癖消片 100 片 ×2 瓶，5 片 / 次，2 次 / 日，口服。

逍遥丸 10 丸 ×2 盒，1 丸 / 次，2 次 / 日，口服。

六诊，2016年1月12日。

主诉：偶存胸刺痛，阵发性，二便、饮食、呼吸均正常。

检查：面泽。脉缓。

诊断：正气充足，邪气衰退。

治则：扶正祛邪。

方药：

贞芪扶正颗粒 15g×10 袋 ×4 盒，15g/ 次，2 次 / 日，口服。

午时茶颗粒 6g×20 袋 ×2 盒，1 袋 / 次，2 次 / 日，口服。

西黄丸 3g×10 瓶 ×2 盒，3g/ 次，1 次 / 日，口服。

点舌丸 36 粒 ×1 瓶，2 粒 / 日，口服。

活血应痛丸 2g×10 袋，2g/ 次，2 日 / 次，饭后口服。

七诊，2016年1月30日。

主诉：症状平稳，有时胸痛。体征无变化，诊断、治则不变。

方药：2015 年 11 月 3 日原方。

西黄丸 3g×10 瓶 ×2 盒，3g/ 次，1 次 / 日，口服。

小金丸 1.2g×2 瓶 ×10 盒，1.2g/ 次，1 次 / 日，口服。

血府逐瘀丸 10 丸 ×2 盒，1 丸 / 次，2 次 / 日，口服。

逍遥丸 10 丸 ×2 盒，1 丸 / 次，2 次 / 日，口服。

八诊，2016年3月1日。

主诉：医院复查，病理分析：胸腺中分化腺癌，周围脂肪组织浸润，脉管内可见癌栓。胸膜结节检查：结节内可见癌细胞（2015 年 8 月 12 日平遥某医院）。

检查：面泽舌红润，临床无症状。

诊断：正气亏虚，气虚血瘀。

治则：扶正解毒化瘀。

方药：

贞芪扶正颗粒 15g×10 袋 ×4 盒，15g/ 次，2 次 / 日，口服。

西黄丸 3g×10 瓶 ×1 盒，3g/ 次，1 次 / 日，口服。

小金丸 1.2g×2 瓶 ×10 盒，1.2g/ 次，1 次 / 日，口服。

全鹿丸 6g×10 袋 ×4 盒，6g/ 次，2 次 / 日，饭后口服。

九诊，2016年4月9日。

主诉：临床仍无症状，可正常做家务。

检查：面色红润，精神充足，脉缓有力。

诊断：正气充足，阴阳平和。

治则：补益气血，调和阴阳。

方药：

贞芪扶正 15g×10 袋 ×4 盒，15g/ 次，2 次 / 日，口服。

小金丸 1.2g×2 瓶 ×10 盒，1.2g/ 次，1 次 / 日，口服。

西黄丸 3g×10 瓶 ×10 盒，3g/ 次，1 次 / 日，口服。

龟甲养阴片 10 片 ×5 板 ×2 盒，8 片 / 次，2 次 / 日，饭后口服。

【按】患者做手术打开胸腔以后，已不符合手术的条件，但医者仍给予了主要病灶的切除，并告知家属已切除大部分病灶，实属不负责任。伤口愈合后，未做任何治疗，而求诊于中医。患者一派虚象，精神抑郁，给予疏肝理气、抗毒消瘀之品。全过程未用一剂汤药。该患者共服药 7 月，全部是中成药，可见，只要方证相应，传统中成药的威力是巨大的。患者于 2018 年 12 月 18 日复诊，健康良好。

第 19 章

阴茎癌

刘 X，男，64 岁，2015 年 7 月 1 日初诊。

主诉：阴茎包皮癌保留阴茎手术后 16 天，出院 1 天，尿畅，大便顺。

检查：舌质红，苔黄厚腻。

诊断：阴茎癌，湿热下注证。

治则：清热利湿解毒。

方药：

（1）黄芪 30g，女贞子 30g，蒲公英 30g，紫花地丁 30g。

服法：10 剂，水煎频饮，每日 1 剂。

（2）自制平消散 60g，3g/ 次，2 次 / 日，饭后口服。

二诊，2015年8月11日。

主诉：小便有灼热感 3 天。

检查：脉涩，面泽，苔黄腻。

诊断：下焦湿热。

治则：清热利湿解毒。

方药：

（1）黄芪30g，女贞子30g，蒲公英30g，紫花地丁30g，栀子10g，生地15g，黄连10g，甘草10g，当归10g，白芍20g，茯苓皮20g，乳香6g，没药6g。

服法：5剂，水煎服，每日1剂，每剂2煎，混匀，饭后口服。

（2）自制平消散60g，3g/次，2次/日，饭后口服。

三诊，2015年8月26日。

主诉：临床平稳，小便畅通。

检查：面色光泽。舌淡苔白，脉缓弱。

诊断：正气不足。

治则：扶正祛邪。

方药：苍术、柴胡、羌活、防风、白芷、川芎、藿香、前胡、连翘、陈皮、山楂、枳实、炒麦芽、甘草、桔梗、紫苏叶、厚朴、神曲、红参、白术、黄连、大黄各15g，乳香10g，没药10g，生黄芪30g，女贞子30g，牛黄1g，麝香1g。

服法：研粉，2次/日，饭后口服，10日量。

四诊，2015年9月8日。

主诉：病情稳定，阴茎癌术后2月余。

检查：面色㿠白。舌淡苔白，脉缓弱。

诊断：正气不足，邪气亢盛。

治则：扶正祛邪。

方药：

（1）苍术、柴胡、羌活、防风、白芷、川芎、藿香、前胡、连翘、陈皮、山楂、枳实、炒麦芽、甘草、桔梗、紫苏叶、厚朴、神曲、红参、白术、黄连、大黄各15g，乳香10g，没药10g，生黄芪30g，女贞子30g，牛黄1g，麝香1g。

服法：研粉，2次/日，饭后口服，10日量。

（2）自制平消丸9g×20丸，1丸/次，2次/日，饭后口服。

五诊，2015年9月19日。

主诉：临床无不适症状。

检查：面色㿠白。舌淡苔白，脉缓弱。

诊断：正气不足，邪气亢盛。

治则：扶正祛邪。

方药：

（1）生黄芪30g，女贞子30g，金银花30g。

服法：5剂，水煎频饮，每日1剂。

（2）自制平消丸9×20丸，1丸/次，2次/日，饭后口服。

（3）三七粉 10g，0.5g/ 次，2 次 / 日，口服。

六诊，2015年10月1日。

主诉：临床无不适症状。

检查：面色㿠白。舌淡苔白，脉缓弱。

诊断：正气不足，邪气亢盛。

治则：扶正祛邪，败毒消肿。

方药：麝香 0.5g，木鳖子 5g，炙草乌 10g，枫香脂 10g，醋乳香 20g，醋没药 10g，五灵脂 10g，酒当归 20g，地龙 10g，香墨 5g，黄芪 60g，女贞子 60g，三七粉 10g，海金沙 30g。

服法：研粉，2 次 / 日，饭后口服，10 日量。

【按】阴茎在肝经的循环路线上，又因肾主二便，归下焦，本阴茎癌病例以下焦湿热为主要症状，故应以清热解毒为主，不离扶正。投以消肿败毒之平消丸等，收效良多，未必非汤剂不可。后患者因为经济原因放弃治疗，共治疗 3 月，后不知情。

第三部分

伤寒

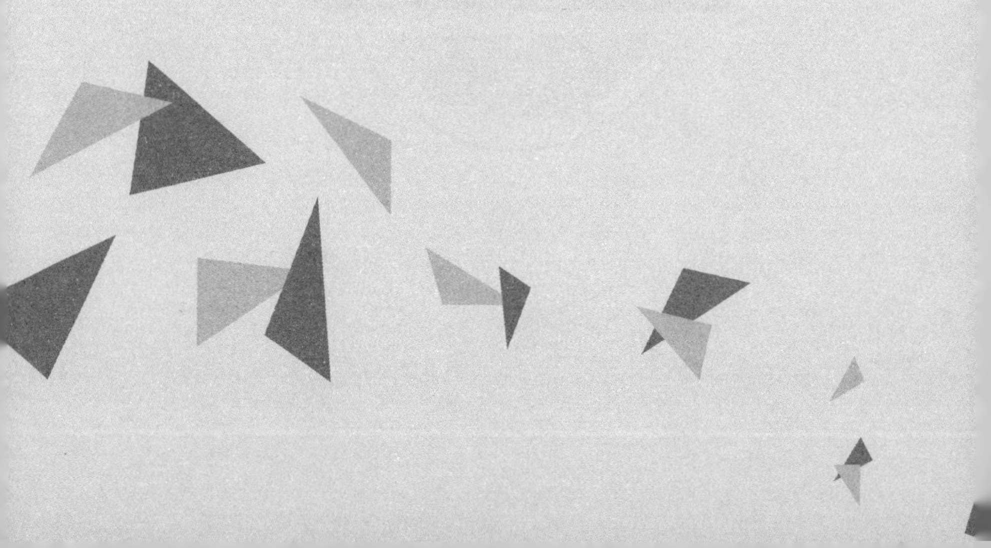

第 20 章

伤寒简述

任氏先祖治疗伤寒病症在当地享有盛名。任老先生学习掌握了前人经验，经过几十年的研究探索和临床实践，治疗患者不计其数，众口称之为“伤寒圣人”。以下病历就是从门诊笔记中整理而成的，共分 13 类，39 个病例，主要特点为：

1. 这些伤寒病历真实记录了 66 年来在汾河流域各种环境中，伤寒的发病种类、兼证、患者健康程度，是很珍贵的医学资料。

2.《伤寒论》《温病条辨》分别是治疗伤寒病、温热病的鼻祖。中医内科学将感冒划分为风寒、风热、流行病、暑湿四大类。任老先生进一步将寒、热、湿等混杂现象不明显者区分为 5 类，兼证 10 余个，实际上是对《伤寒论》《温病条辨》引用的范例。

3. 病案虽然简单，但分类较全。资料虽不完整，但精髓俱在。

第 21 章

伤寒之认识

今之伤寒与古之伤寒是截然不同的两个概念。今之伤寒乃西医所谓感“伤寒杆菌”所致。古之伤寒基本属于外感热病，并且由于现代医疗水平的提高、医疗条件的改善、患者防病意识的提高，真正古人所谓的标准伤寒证，可以说现在很难见到。但外感之后疾病的传变是不会改变的，即《黄帝内经》所谓春伤于风，邪气流连，乃为洞泄；夏伤于暑，秋为痎疟；秋伤于湿，发为痿厥；冬伤于寒，春必病温，此即先贤对当今医者的重要启发。《黄帝内经·热论》又云：“人之伤于寒，则为热病……伤寒一日，巨阳受之，故头项痛、腰脊强。二日阳明受之……三日少阳受之……四日太阴受之……腹满而嗌干，五日少阴受之……故口燥舌干而渴。六日厥阴受之……故烦满而囊缩……其不两感于寒，七日巨阳病衰，头痛少愈。”这些传统经典理论，是指导医者的标准法则。然而，现代的外感热病，很少会出现《黄帝内经》所描述的标准现象。故而，稍有外感初期二、三日的表现，而得到很好的治愈。

若逢相关的病者，笔者认为以《医学心悟》《伤寒纲要》为理论依据足矣。即伤寒以“传经、直中”四字为纲领，传经者由太阳传阳明，由阳明传少阳，由少阳传太阴，由太阴传少阴，由少阴传厥阴。越经者，如寒邪初客太阳，不传阳明，而径传少阳，有不传阳明经而径入阳明之腑者。若夫直中，谓不由阳经传入，而径中三阴者也。中太阴病浅，少阴病深，厥阴则愈深矣。此其当急温也，传经之邪，在表为寒，入里为热证。不比直中之邪，但寒无热也，现明传经、直中，庶寒热之剂，不至混投矣。

鉴于此理，对于外感病症，不离青龙、白虎、朱雀、真武四汤：以麻黄、石膏、大枣、附子、柴胡、大黄等为领路药，离不开大小青龙汤、白虎汤、真武汤、大小柴胡汤、大小承气汤、四逆汤等基本方。灵活展开，辨证施药，以六经辨证为通道，依靠张仲景《伤寒论》113 方为杖，或可取得实际有效的成果。

以下各病症的每个病历，所用方剂各有特点，基本没有重复。

第 22 章

湿温感冒

1. 王 X，男，34 岁，2004 年 5 月 8 日初诊。

主诉:（副伤寒，肥达试验 1 /320），发热，身重，纳差，乏力，病程 40 余日。

检查：舌腻，黄厚，脉濡、缓。

诊断：湿温感冒证。

治则：清热利湿。

方药：三仁汤加味。

杏仁 10g，半夏 10g，滑石（包）15g，薏苡仁 30g，通草 5g，白蔻仁 10g，竹叶 10g，厚朴 10g，全菊花 30g，生地 15g，玄参 15g，金银花 20g。

服法：2 剂，水煎服，每日 1 剂，每剂 3 煎，混匀，早晚饭后口服。

二诊，2005年5月15日。

主诉：病同前，身重感减轻，食欲增加，乏力。

检查：舌红、苔腻。

诊断：湿温感冒证。

治则：化湿凉血。

方药：佩兰叶15g，生地15g，枳实12g，全菊花30g，葛根15g，黄芩10g，柴胡10g，知母12g，牡丹皮12g，牛膝12g，泽兰12g，姜黄10g，白芍20g。

服法：2剂，水煎服，每日1剂，每剂3煎，混匀，早晚饭后口服。

三诊，2005年5月18日。

主诉：病症改善，仅乏力。

检查：脉濡，苔微腻。

诊断：病后体虚。

治则：扶正祛邪。

方药：人参养荣汤加味。

党参30g，黄芪30g，茯苓10g，炙甘草10g，白术10g，陈皮10g，远志6g，五味子10g，熟地15g，白芍20g，肉桂6g，生姜3片，大枣5枚，当归10g，佩兰叶15g，葛根15g，牡丹皮10g，金银花30g。

服法：2剂，水煎服，每日1剂，每剂3煎，混匀，早晚饭后口服。

四诊，2005年5月22日。

主诉：盗汗，五心烦热。

检查：舌黄腻，脉溢。

诊断：阴虚燥热。

治则：滋阴活血。

方药：泽兰10g，龙胆草10g，山茱萸20g，黄芩10g，五味子15g，太子参30g，佩兰叶15g，白芍12g，天花粉10g，甘草10g，牡丹皮12g，女贞子15g。

服法：2剂，水煎服，每日1剂，每剂2煎，混匀，早晚饭后口服。

五诊，2005年5月29日。

主诉：味觉差，精神好。

检查：舌红，苔黄腻，脉象平和。

诊断：脾胃不和。

治则：开胃消导。

方药：越鞠汤加味。

川芎10g，红花10g，香附10g，栀子10g，神曲10g，牡丹皮10g，枳实10g，厚朴10g，砂仁10g，鸡内金10g，黄芩10g，莪术10g，虎杖15g。

服法：2剂，水煎服，每日1剂，每煎混匀，早晚饭后口服。

服药后，患者痊愈。

2. 李 X，男，27 岁，2005 年 5 月 31 日初诊。

主诉：舌腻，头目不清 10 余日。

检查：舌咽赤，苔腻，脉濡。

诊断：湿温感冒。

治则：清热利湿。

方药：自拟土三方加味。

苍术 10g，牛膝 15g，独活 10g，枳壳 10g，山楂 30g，桃仁 10g，泽兰 12g，赤芍 10g，姜黄 10g，佩兰叶 15g，金银花 30g，菊花 30g，川楝子 15g。

服法：2 剂，水煎服，每日 1 剂，每剂 2 煎，混匀，早晚口服。

服药后，患者痊愈。

3. 王 X，男，16 岁，2005 年 4 月 5 日。

主诉：头闷，鼻流浊涕，尿浊不清 1 周。

检查：脉溢，舌苔黄腻。

诊断：鼻渊，湿热症。

治疗：清热通窍。

方药：辛夷散加味。

辛夷 15g，石菖蒲 15g，苍术 10g，白芷 10g，菊花 30g，佩兰 15g，栀子 10g，薄荷 10g，苍耳子 10g，姜黄 10g，金银花 15g，

服法：2 剂，水煎服，每日 1 剂，每剂 2 煎，混匀，早

晚饭后口服。

二诊，2005年4月7日。

主诉：上症著减，临床无其他不适。

检查：舌腻黄，脉溢。

诊断：鼻渊，湿热证。

治疗：清热通窍。

方药：辛夷散加味。

辛夷15g，石菖蒲15g，苍术10g，白芷10g，菊花30g，佩兰15g，栀子10g，薄荷10g，紫草6g，山楂30g，防风10g，苍耳子10g，姜黄10g，金银花15g。

服法：2剂，水煎服，每日1剂。

服药后，患者痊愈。

【按】湿温感冒以头重如裹、纳呆、大便不爽、里急后重等为主要症状，身重无汗或少汗、脉缓、舌苔黄腻等为主要特征，临床以清利湿热为法，常用三仁汤、羌活胜湿汤为基础方临证加减，收效卓然。

第 23 章

风寒感冒

1. **赵 X，女，50 岁，2010 年 1 月 23 日初诊。**

主诉：背寒，多汗，已经 1 周，曾经输液 3 天无效。

检查：舌淡苔白，脉浮。

诊断：外感风寒，表虚证。

治则：辛温解表。

方药：桂枝汤合玉屏风汤化裁。

桂枝 6g，葛根 15g，麻黄 6g，白芍 10g，甘草 10g，大枣 3 枚，生姜 3 片，生黄芪 30g，防风 12g，白术 12g，郁金 15g，龙眼肉 15g，女贞子 15g。

服法：3 剂，水煎服，每日 1 剂，每剂 2 煎，混匀，早晚饭后口服。

服药后，患者痊愈。

2. 闫X，女，63岁，2008年10月4日初诊。

主诉：鼻塞流涕，前额头痛2天。

检查：舌淡苔白、舌下暗。脉涩。

诊断：血瘀头痛，鼻渊性感冒。

治则：通窍解表，活血化瘀。

方药：辛夷散合土三方化裁。

辛夷15g，泽兰10g，牛膝15g，连翘15g，独活10g，枳壳10g，山楂30g，桃仁10g，泽兰10g，赤芍10g，姜黄10g，蒲黄（包）10g，菊花30g。

服法：3剂，水煎服，每日1剂，每剂2煎，混匀，早晚饭后口服。

服药后，患者痊愈。

3. 王X，女，69岁，2007年3月1日初诊。

主诉：咳嗽已经1周。

检查：舌淡、苔白，脉浮紧。

诊断：风寒咳嗽。

治则：温肺止咳。

方药：三拗汤加味。

麻黄10g，杏仁10g，牛蒡子15g，板蓝根30g，罂粟壳10g，甘草10g，款冬花15g，浙贝母15g，乌梅15g。

服法：2剂，水煎服，每日1剂，每剂2煎，混匀，早晚饭后口服。

服药后，患者痊愈。

4. 侯X，女，53岁，2007年11月29日初诊。

主诉：咳嗽，咳白痰3天。

检查：舌赤苔微黄，脉浮数。

诊断：风寒化热证。

治则：解表清里。

方药：小青龙汤合桔前苏子汤化裁。

干姜6g，桂枝10g，麻黄10g，甘草10g，细辛3g，半夏10g，石膏（先煎半小时）20g，五味子10g，白芍30g，桔梗10g，前胡10g，紫苏子10g，赤芍10g，桑叶10g，竹茹15g，陈皮10g，杏仁10g。

服法：2剂，水煎服，每日1剂，每剂2煎，混匀，分3次口服。

服药后，患者痊愈。

5. 任X，男，40岁，2007年12月4日初诊。

主诉：感冒、恶寒1天。

检查：舌淡苔白，脉浮紧。

诊断：外感风寒。

治则：辛温解表。

方药：麻黄汤合玉屏风加味。

麻黄6g，桂枝6g，白芍10g，板蓝根30g，防风

10g，生黄芪30g，白术10g，菊花20g，辛夷15g，浙贝母15g，杏仁10g，炙甘草10g。

服法：2剂，水煎服，每日1剂，每剂2煎，混匀，分3次口服。

服药后，患者痊愈。

6. 王X，男，4岁，2008年5月4日初诊。

主诉：咽部感染疼痛，咳嗽，咳白痰1周（已服西药，打针6日，无著效）。

检查：指纹色赤，脉浮紧。

诊断：风寒犯肺证。

治则：温肺止咳。

方药：自拟方。麻黄6g，紫苏叶10g，川贝母10g，桔梗10g，甘草10g，前胡10g，板蓝根15g。

服法：2剂，水煎服，每日1剂，每剂2煎，混匀，分3次口服。

服药后，患者痊愈。

7. 赵X，女，44岁，2007年1月11日初诊。

主诉：感冒，干咳嗽，鼻塞，纳差已经1月。

检查：舌淡红苔薄黄，脉浮。

诊断：风寒感冒化热证。

治则：宣肺清热润燥。

方药：麻桂各半汤合玉屏风汤加减。

麻黄10g，桂枝10g，白芍12g，黄芩10g，甘草10g，板蓝根10g，金银花30g，辛夷15g，菊花30g，黄芪30g，白术10g，防风10g。

服法：2剂，水煎服，每日1剂，每剂2煎，混匀，早晚饭后口服。

服药后，患者痊愈。

8. 闫X，女，33岁，2005年5月8日初诊。

主诉：鼻塞、感冒5天。

检查：舌淡苔薄黄，脉浮。

诊断：风寒感冒化热。

治疗：解表清里。

方药：川芎茶调散化裁。

川芎10g，生地15g，黄芩10g，苍术15g，薄荷10g，菊花20g，白芷10g，石菖蒲10g，独活10g，牛膝12g。

服法：2剂，水煎服，每日1剂，每剂2煎，混匀，早晚饭后口服。

服药后，患者痊愈。

9. 赵X，女，40岁，2010年3月13日。

主诉：受凉感冒，郁而化热1周。

检查：舌白苔薄。脉浮。

诊断：风寒感冒。

治则：辛温解表。

方药：桂枝葛根汤化裁。

桂枝10g，忍冬藤30g，板蓝根30g，葛根15g，黄芩20g，砂仁10g，生地15g，天花粉15g，芦根30g。

服法：2剂，水煎服，每日1剂，每剂2煎，混匀，早晚饭后口服。

服药后，患者痊愈。

10. 邓X，女，16岁，2006年12月26日初诊。

主诉：感冒，高热咳嗽2天。

检查：咽充血。舌淡苔白，脉紧数。

诊断：外感风寒。

治疗：辛温解表。

方药：桔前苏子汤化裁。

桔梗10g，前胡10g，紫苏子10g，桑叶10g，竹茹15g，陈皮10g，杏仁10g，甘草10g，金银花20g，菊花30g，板蓝根30g，黄芩10g，浙贝母15g。

服法：3剂，水煎服，每日1剂，每剂2煎，早晚饭后口服。

服药后，患者痊愈。

【按】风寒感冒以发热、恶寒为主症，以发热轻、恶寒重、咽痒、鼻塞、流清涕、头痛、打喷嚏为主要表现，体征有脉浮紧、舌淡苔白等，治疗以辛温解表为主，主药有麻黄、桂枝、羌活、独活、紫苏叶、杏仁等，主方有麻黄汤、桂枝汤、九味羌活汤等，临证加减，疗效确切。

第 24 章

风寒燥咳

杨 X，女，21 岁，2004 年 11 月 16 日初诊。

主诉：咽赤，咳嗽，无痰，耳痛 1 周。

检查：舌赤苔白燥，脉缓。

诊断：风寒燥咳。

治疗：润燥通窍，止咳化痰。

方药：桔前汤合玉屏风合辛夷散加味。

桔梗 10g，前胡 10g，紫苏子 10g，桑叶 10g，竹茹 15g，陈皮 10g，杏仁 10g，甘草 10g，辛夷 15g，防风 10g，白术 10g，黄芪 30g，石菖蒲 15g，重楼 10g，白芷 10g，浙贝母 10g，黄芩 10g。

服法：2 剂，水煎服，每日 1 剂，每剂 2 煎，混匀，早晚饭后口服。

二诊，2005年11月18日。

主诉：咳嗽已减，鼻通畅，流清涕。

检查：舌润滑，脉缓。

诊断：风寒未清。

治则：扶正散寒祛邪。

方药：玉屏风汤加味。

黄芪30g，防风10g，白术10g，石菖蒲15g，浙贝母10g。

服法：2剂，水煎服，每日1剂，每剂2煎，混匀，早晚饭后口服。

三诊，2005年11月20日。

主诉：以上症状均消除，唯鼻塞、右耳耳鸣。

检查：脉平缓，舌淡，苔白。

诊断：外邪未愈。

治疗：扶正通窍。

方药：玉屏风合辛夷散化裁。

黄芪30g，白术10g，防风10g，石菖蒲15g，辛夷5g，苍耳子15g，生地15g，川芎10g，黄柏10g，白芷10g，栀子10g。

服法：2剂，水煎服，每日1剂，每剂2煎，混匀，早晚饭后口服。

服药后患者病减，鼻舒适片60片×1瓶，6片/次，

3次/日，善后。

【按】本病易于秋末冬初发生，可以归纳为凉燥咳嗽范畴，以干咳、喉痒、鼻干、呛咳无痰，甚或痰中带血丝，舌红少津、苔薄白或薄黄，脉浮数为主要表现，临床常以桑杏汤为主方，任老以桔前苏子汤，适当加以辛夷、鹅不食草、川贝母等润肺通窍之品，收效满意。

第 25 章

风热燥咳

1. 田 X，女，32 岁，2005 年 11 月 27 日初诊。

主诉：上呼吸道感染，已输液 3 天，药不详，仍症状不减，喉痛，头痛，咳嗽，咳黄痰，口干 4 天。

检查：舌赤苔薄黄，脉缓浮。

诊断：风热咳嗽。

治疗：清热止咳。

方药：桔前汤加味。

桔梗 10g，前胡 10g，紫苏子 10g，桑叶 10g，竹茹 15g，陈皮 10g，杏仁 10g，甘草 10g，金银花 20g，川芎 10g，天花粉 15g。

服法：2 剂，水煎服，每日 1 剂，每剂 2 煎，混匀，早晚饭后口服。

二诊，2005年11月30日。

主诉：一诊症状减轻。

检查：舌赤苔薄黄，脉缓浮。

诊断：风热咳嗽。

治疗：清热止咳。

方药：桔前汤加味。

桔梗10g，前胡10g，紫苏子10g，桑叶10g，竹茹15g，陈皮10g，杏仁10g，甘草10g，金银花20g，川芎10g，天花粉15g。

服法：2剂，水煎服，每日1剂，每剂2煎，混匀，早晚饭后口服。

三诊，2005年12月2日。

主诉：效著，症状未除，仍然感冒、流涕、咳嗽。

检查：舌微赤苔稍黄，脉浮无力。

诊断：气虚，御外不固。

治疗：扶正、清热、败毒。

方药：玉屏风汤加味。

黄芪20g，白术10g，防风10g，辛夷15g，石菖蒲10g，黄芩12g，菊花30g，柴胡12g，生地15g，姜黄10g，金银花30g。

服法：2剂，水煎服，每日1剂，每剂2煎，混匀，早晚饭后口服。

服药后，患者痊愈。

2. **耿X，女，50岁，2007年1月2日初诊。**

主诉：感冒剧咳，无痰，10余日。

检查：舌红，脉浮。

诊断：风热燥咳。

治则：润燥止咳。

方药：麻杏石甘汤合桔前苏子汤加味。

麻黄10g，杏仁10g，石膏（先煎半小时）30g，甘草10g，桔梗10g，前胡10g，紫苏子10g，赤芍10g，桑叶10g，竹茹15g，陈皮10g，桃仁10g，桂枝10g。

服法：2剂，水煎服，每日1剂，每剂2煎，混匀，早晚饭后口服。

服药后，患者痊愈。

3. **梁X，男，38岁，2008年7月12日初诊。**

主诉：咳嗽，咳痰10余天，痰色偶有黑色。

检查：舌赤苔黄、燥。脉浮有力，

诊断：风热犯肺。

治则：润燥止咳。

方药：千金苇茎汤合百合固金汤化裁。

黄芩10g，薏苡仁30g，桃仁10g，冬瓜子30g，茯苓20g，枳实10g，藿香10g，佩兰叶15g，牛蒡子15g，天冬12g，麦冬12g，百合30g，葶苈子（包）10g，莱菔子15g，百部10g，浙贝母15g。

服法：3剂，水煎服，每日1剂，每剂2煎，混匀，早中晚饭后口服。

服药后，患者痊愈。

4. 史X，女，57岁，2008年1月24日初诊。

主诉：咳嗽已经1月余。

检查：咽红，舌赤。脉浮数，关弦。

诊断：风寒感冒，化热咳嗽证。

治则：润燥止咳，清热化痰。

方药：沙参麦冬饮合麻杏石甘汤加味。

麻黄10g，酸枣仁10g，甘草10g，沙参20g，板蓝根30g，黄芩10g，天冬10g，麦冬10g，桔梗10g，浙贝母10g，款冬花15g，紫苏叶10g，石膏（先煎半小时）30g，杏仁10g。

服法：3剂，每日1剂，每剂3煎，混匀，早中晚饭后口服。

服药后，患者痊愈。

5. 梁X，男，40岁，2008年8月5日初诊。

主诉：咽痛，口干，痰少，干咳，10天。

检查：舌红，苔燥。

诊断：燥热犯肺。

治则：润肺止咳。

方药：百合固金汤加减。

瓜蒌 20g，玉竹 20g，薏苡仁 30g，茯苓 10g，枳实 10g，砂仁 10g，青果 10g，胖大海 10g，天冬 12g，麦冬 12g，生地 20g，浙贝母 10g，百合 30g。

服法：5 剂，水煎服，每日 1 剂，每剂 2 煎，混匀，早晚饭后口服。

二诊，2008年8月21日。

主诉：偶尔咳嗽，有少量痰。

检查：舌红，脉缓。

诊断：燥热犯肺。

治则：润肺止咳。

方药：百合固金汤化裁。

牛蒡子 10g，甘草 10g，杏仁 10g，百合 30g，生地 12g，熟地 12g，浙贝母 15g，桔梗 10g，天冬 10g，麦冬 10g，太子参 30g，茯苓 20g，苍术 10g，白术 10g，白芍 10g，女贞子 20g。

服法：3 剂，水煎服，每日 1 剂，每剂 2 煎，混匀，早晚饭后口服。

三诊，2008年8月28日。

主诉：咳轻，痰无。

检查：舌光、红。

诊断：燥热犯肺。

治则：润肺止咳。

方药：百合固金汤加减。

瓜蒌20g，玉竹20g，薏苡仁30g，茯苓10g，枳实10g，砂仁10g，青果10g，胖大海10g，天冬12g，麦冬12g，生地20g，浙贝母10g，芦根30g，竹叶15g，百合20g。

服法：3剂，水煎服，每日1剂，每剂2煎，混匀，早晚饭后口服。

服药后，患者痊愈。

【按】本病以身热不甚、口渴、咽干鼻燥、干咳无痰或痰少而黏，舌红苔薄黄而干、脉浮数右脉较大为主要表现，常于夏末秋初发病，相类于温燥证，治以杏苏散、沙参麦冬饮、桔前苏子汤临证加减，收效显著。

第 26 章 风热感冒

1. 张 X，男，40 岁，2006 年 12 月 12 日初诊。

主诉：咽部感染，口干已 1 月余，疼痛。

检查：舌赤苔黄，脉浮、数。

诊断：胃热壅盛。

治疗：清热润燥。

方药：甘露饮加味。

甘草 10g，生地 15g，熟地 15g，茵陈 10g，黄芩 10g，栀子 10g，枇杷叶 15g，石斛 15g，天冬 15g，麦冬 15g，肉桂 3g，茯苓 15g，板蓝根 30g，射干 10g，乌梅 15g，重楼 15g，金银花 15g。

服法：2 剂，水煎服，每日 1 剂，每剂 2 煎，混匀，早晚饭后口服。

服药后，患者痊愈。

2. 郝X，女，38岁，2005年10月18日初诊。

主诉：咽部感染、疼痛，曾输液7天，无效，伴有乏力。

检查：咽充血。脉浮有力。

诊断：风热外感。

治则：辛凉解表。

方药：银翘散。

金银花10g，连翘15g，竹叶10g，荆芥10g，牛蒡子15g，薄荷10g，豆豉10g，甘草10g，桔梗10g，芦根30g。

服法：3剂，水煎服，每日1剂，早中晚饭后口服。

二诊，2005年10月20日。

主诉：症减，腹胀，口干。

检查：舌少津、赤，脉浮有力。

诊断：风热外感，郁而伤脾。

治疗：理气解表。

方药：

（1）四七汤合银翘散化裁。

半夏10g，厚朴10g，茯苓10g，紫苏叶10g，枳实10g，香附10g，金银花15g，射干10g，山豆根10g，浙贝母10g，芦根30g，砂仁10g，菊花30g，生姜、大枣为引。

服法：3剂，水煎服，每日1剂，每剂2煎，混匀，早晚饭后口服。

（2）云南白药2g，六神丸20丸，研粉，吹喉，2次/日。

服药后，患者痊愈。

3. 冀X，男，5岁，2004年6月12日初诊。

主诉：口干、咳嗽、发热4日。肥达试验T 1/160。

检查：舌赤、苔薄、黄腻。脉浮有力。

诊断：风热犯肺。

治则：清热止咳。

方药：虎杖15g，生地15g，金银花15g，牡丹皮10g，紫草10g，川贝母10g，赤芍10g，知母10g，杏仁15g，石斛15g。

服法：2剂，水煎服，每日1剂，每剂2煎，混匀，早晚饭后口服。

二诊，2006年6月19日。

主诉：热清，精神如常，唯纳差，稍咳。

检查：舌红润。脉浮有力。

诊断：风热犯肺。

治则：健脾止咳。

方药：六君子汤加减。

金银花15g，党参15g，白术10g，鸡内金15g，乌梅10g，茯苓10g，甘草10g，佩兰叶10g，砂仁10g，川贝母10g，桔梗10g。

服法：2剂，水煎服，每日1剂，每剂2煎，早晚饭后口服。

服药后，患者痊愈。

【按】风热感冒以发热重、恶寒轻、头胀痛、咽痛、舌红苔薄黄、脉浮数有力等为主要症状，属风温证，不离银翘散，随症加减以石膏、知母、栀子、黄芩、杏仁、川贝母等，收效显著。

第 27 章

阴虚咳嗽

1. 张 X，女，47 岁，2008 年 12 月 23 日初诊。

主诉：咳嗽，夜里甚，已经 3 年。

检查：舌淡红。脉缓。

诊断：阴虚咳嗽。

治则：滋补肺阴。

方药：百合固金汤化裁。

百合 30g，二地各 15g，玄参 15g，浙贝母 15g，桔梗 10g，甘草 10g，麦冬 15g，白芍 15g，当归 10g。

服法：5 剂，水煎服，每日 1 剂，每剂 3 煎，早中晚饭后口服。

服药后，症著效。

2. 房X，男，45岁，2008年3月11日初诊。

主诉：燥热，午后发热1月余。

检查：咽淡红。舌燥苔薄黄，

诊断：阴虚燥热。

治则：滋阴润燥。

方药：甘露饮加味。

二地各15g，茵陈10g，黄芩10g，栀子10g，枇杷叶15g，石斛15g，甘草10g，二冬各15g，肉桂3g，茯苓15g，水牛角（先煎半小时）30g，沙参20g，石斛20g，太子参30g，芦根30g，天花粉10g。

服法：3剂，水煎服，每日1剂，每剂3煎，混匀，早晚饭后口服。

服药后，患者痊愈。

【按】本例属内伤咳嗽，以干咳、咳声短促，或痰中带血丝、声音嘶哑、口干咽燥，或午后潮热、颧红、盗汗、乏力、舌红少苔，脉细数等症状为主要表现，相类于肺结核病，临床常以月华丸等方剂治疗，我们以沙参麦冬饮、百合固金汤、甘露饮随证加减，收效显著。

第 28 章

阴虚感冒

1. 冀 X，女，53 岁，2006 年 12 月 19 日初诊。

主诉：口干、牙周困乏不适已 2 月。

检查：脉洪，咽赤，唇红。

诊断：阴虚，咽痛。

治则：滋阴润燥，止痛。

方药：沙参 30g，知母 20g，女贞子 30g，芦根 30g，栀子 10g，石膏（先煎半小时）20g，金银花 20g，麦冬 10g，天冬 10g，香橼 30g，青皮 10g。

服法：2 剂，水煎服，每日 1 剂，每剂 2 煎，早晚饭后口服。

2. 朱 X，男，44 岁，2006 年 3 月 1 日初诊。

主诉：病程 3 月余，咳嗽，胸痛，CT 示左上肺炎症。

检查：舌淡红，少津，脉弱。

诊断：肺阴虚弱。

治疗：滋阴补肺益气。

方药：百合固金汤加味。

百部12g，石斛20g，郁金12g，太子参30g，沙参20g，延胡索12g，浙贝母15g，黄芪30g，三七粉（冲）6g，杏仁10g，天冬15g，麦冬15g，牡丹皮10g，冬瓜子30g，桃仁12g，薏苡仁30g，野菊花30g。

服法：5剂，水煎服，每日1剂，每剂2煎，混匀，早晚饭后口服。

二诊，2006年4月1日。

主诉：症状改善，胸痛减。

检查：舌仍干而少津，脉平和。

诊断：肺阴虚弱。

治疗：滋阴补肺益气。

方药：百合固金汤加味。

百部12g，石斛20g，郁金12g，太子参30g，沙参20g，延胡索12g，浙贝母15g，黄芪30g，三七粉（冲）6g，杏仁10g，天冬15g，麦冬15g，牡丹皮10g，冬瓜子30g，桃仁12g，薏苡仁30g，野菊花30g。

服法：5剂，水煎服，每日1剂，每剂2煎，混匀，早晚饭后口服。

三诊，2006年4月11日。

主诉：症状改善，胸痛减。

检查：舌仍红而少津，脉有力。

诊断：肺阴虚弱。

治疗：滋阴补肺益气。

方药：百合固金汤加味。

百部12g，石斛20g，郁金12g，太子参30g，沙参20g，延胡索12g，浙贝母15g，黄芪30g，三七粉（冲）6g，杏仁10g，天冬15g，麦冬15g，牡丹皮10g，冬瓜子30g，瓜蒌30g，生地15g，桃仁12g，薏苡仁30g，野菊花30g。

服法：5剂，水煎服，每日1剂，每剂2煎，混匀，早晚饭后口服。

服药后，患者痊愈。

3. **郝X，女，38岁，2005年10月11日初诊。**

主诉：头晕、咽干、乏力两月余。

检查：BP 170/110mmHg。咽淡红，脉沉。

诊断：气阴两虚证。

治疗：滋阴益气。

方药：天麻钩藤饮合玉屏风化裁。

草决明30g，菊花30g，石斛15g，生地15g，钩藤15g，麦冬10g，牛膝15g，辛夷15g，石菖蒲15g，黄芩

10g，防风10g，白术10g，天麻10g，黄芪30g。

服法：2剂，水煎服，每日1剂，每剂2煎，混匀，早晚饭后口服。

二诊，2005年10月13日。

主诉：症状同初诊。

检查：BP 165/100mmHg。舌淡，脉弱。

诊断：气虚。

治疗：扶正益气。

方药：人参养荣汤加味。

党参30g，黄芪30g，茯苓10g，炙甘草10g，白术10g，陈皮10g，远志6g，五味子10g，熟地15g，白芍20g，肉桂6g，生姜3片，大枣5枚，当归10g，葛根15g，砂仁10g，枳实10g。

服法：2剂，水煎服，每日1剂，每剂2煎，混匀，早晚饭后口服。

三诊，2005年10月25日。

主诉：精神改善，仍乏力。

检查：BP160/110mmHg，舌淡、脉弱。

诊断：仍属气虚证。

治则：益气养血。

方药：人参养荣汤加味。

党参30g，黄芪30g，茯苓10g，炙甘草10g，白术 10g，陈皮 10g，远志 6g，五味子 10g，熟地 15g，白芍 20g，肉桂 6g，生姜 3 片，大枣 5 枚，麦芽 15g，枳实 10g，当归 10g，葛根 15g，砂仁 10g，枳实 10g。

服法：3 剂，水煎服，每日 1 剂，每剂 2 煎，混匀，早晚饭后口服。

四诊，2005年11月5日。

主诉：便溏，纳差。

检查：咽红。舌淡红，脉平。

诊断：脾胃虚弱，中焦不运。

治疗：和解中焦，清热解毒。

方药：四七汤加味。

半夏 10g，厚朴 10g，茯苓 10g，紫苏 10g，枳实 10g，香附 10g，辛夷 15g，白芷 10g，射干 10g，夏枯草 30g，草决明 30g，石菖蒲 15g，麦芽 15g，生姜、大枣为引。

服法：3 剂，每日 1 剂，每剂 2 煎，混匀，早晚饭后口服。

五诊，2005年11月8日。

主诉：感冒，鼻塞，咽充血。

检查：舌赤少苔，脉细数。

诊断：阴虚感冒。

治疗：滋阴解毒。

方药：玉屏风散加味。

黄芪 30g，防风 10g，白术 10g，射干 10g，山豆根

10g，忍冬藤30g，菊花30g，辛夷15g，天花粉10g，麦冬10g，石斛20g，沙参15g。

服法：2剂，水煎服，每日1剂，每剂2煎，混匀，早晚饭后口服。

服药后，患者痊愈。

4. 梁X，女，38岁，2005年7月12日初诊。

主诉：鼻咽炎、咽干、舌裂1年多（过敏性鼻炎）。

检查：舌赤，多裂纹，苔微黄，脉寸、尺浮。

诊断：胃肾阴虚。

治疗：滋阴通窍败毒。

方药：辛夷散合甘露饮化裁。

辛夷15g，石菖蒲15g，麦冬15g，天冬15g，金银花15g，白芷10g，菊花15g，防风10g，生地15g，枳实10g，浙贝母15g，射干10g，牡丹皮10g。

服法：2剂，水煎服，每日1剂，每剂2煎，混匀，早晚饭后口服。

二诊，2005年7月21日。

主诉：支气管哮喘症，甲状腺肿大。

检查：扁桃体Ⅱ度肿大，充血。舌赤，脉涩。

诊断：风热外感表证。

治疗：定喘通窍败毒。

方药：自拟定喘汤。

辛夷 15g，石菖蒲 15g，麦冬 15g，天冬 15g，金银花 15g，白芷 10g，菊花 15g，防风 10g，生地 15g，枳实 10g，浙贝母 15g，射干 10g，苍耳子 10g，茯苓 30g，桔梗 10g，郁金 10g，乌药 6g，牡丹皮 10g。

服法：2 剂，水煎服，每日 1 剂，每剂 2 煎，混匀，早晚饭后口服。

三诊，2005年7月28日。

主诉：症同前，扁桃体无肿大，哮喘减轻。

检查：脉舌无变化。

诊断：风热外感表证。

治疗：定喘通窍败毒。

方药：自拟定喘汤加减。

辛夷 15g，石菖蒲 15g，麦冬 15g，天冬 15g，金银花 15g，白芷 10g，菊花 15g，防风 10g，生地 15g，枳实 10g，浙贝母 15g，射干 10g，牡丹皮 10g，地龙 10g，麻黄 10g，甘草 10g。

服法：2 剂，水煎服，每日 1 剂，每剂 2 煎，混匀，早晚饭后口服。

四诊，2005年9月3日。

主诉：支气管哮喘，余症减。

检查：舌淡，脉缓。

诊断：肺阴虚。

治疗：滋阴润肺定喘。

方药：自拟定喘汤加减。

麦冬12g，天冬12g，葶苈子（包）10g，石菖蒲15g，阿胶（烊）10g，牛蒡子10g，甘草10g，杏仁10g，瓜蒌15g，牡丹皮10g，郁金10g，浙贝母10g，五味子10g，蒺藜15g。

服法：3剂，水煎服，每日1剂，每剂2煎，混匀，早晚饭后口服。

服药后病症著减，后自我生活上调理。

5. 范X，女，72岁，2006年10月10日初诊。

主诉：咳嗽、痰少已1年余，从去年夏天至今。

检查：舌赤，苔薄黄；脉左寸浮，余脉无力。

诊断：肺气阴虚弱。

治疗：滋阴益气，止咳平喘。

方药：百合固金汤加味。

砂仁10g，百部10g，牛蒡子15g，甘草10g，杏仁10g，马兜铃6g，款冬花20g，百合30g，桔梗10g，茯苓10g，川贝母（冲）10g。

服法：3剂，水煎服，每日1剂，每剂2煎，混匀，早晚饭后口服。

二诊，2006年10月14日。

主诉：咳减，伴慢性胃炎。

检查：舌淡苔腻，脉浮无力。

诊断：脾肺气虚。

治疗：益气健脾补肺。

方药：六君子汤合桔前苏子汤加味。

党参30g，茯苓10g，白术10g，半夏10g，桔梗10g，前胡10g，紫苏子10g，桑叶10g，竹茹15g，陈皮10g，杏仁10g，甘草10g，麦冬10g，天冬10g，川贝母（冲）10g，百合15g，辛夷15g，枳实10g，生姜、大枣为引。

服法：3剂，水煎服，每日1剂，每剂2煎，混匀，早晚饭后口服。

三诊，2006年10月21日。

主诉：咳嗽著减，饮食稍差，体征无变化。

检查：舌淡苔腻，脉浮无力。

诊断：脾肺气虚。

治疗：益气健脾补肺。

方药：六君子汤合桔前苏子汤加味。

党参30g，茯苓10g，白术10g，甘草10g，半夏10g，陈皮10g，桔梗10g，前胡10g，紫苏子10g，桑叶10g，竹茹15g，杏仁10g，麦冬10g，天冬10g，川贝母（冲）10g，百合15g，辛夷15g，枳实10g，生姜、大枣为引。

服法：3剂，水煎服，每日1剂，每剂2煎，混匀，早

晚口服。

服药后，患者痊愈。

【按】患者以身热、微恶风寒、少汗、头昏、心烦、口干、干咳少痰为主要症状，体征为舌红少苔、脉细数等表现，临床给予葳蕤汤、百合固金汤等方剂，对证加以解表之药，可为治疗途径。

第 29 章

气虚感冒

1. **梁 X，女，39 岁，2006 年 12 月 21 日初诊。**

主诉：感冒 1 周后，乏力，下肢麻，头痛。

检查：舌淡，舌下瘀，脉涩。

诊断：血瘀头痛，气血虚弱。

治疗：活血化瘀，理气止痛。

方药：土三方加味。

牛膝 15g，连翘 15g，独活 10g，枳壳 10g，山楂 30g，桃仁 10g，泽兰 10g，赤芍 10g，姜黄 10g，蒲黄（包）10g，厚朴 10g，川芎 10g，枳实 10g，龙眼肉 30g。

服法：2 剂，水煎服，每日 1 剂，每剂 2 煎，混匀，早晚饭后口服。

服药后，患者痊愈。

2. 渠X，女，36岁，2005年12月29日初诊。

主诉：反复感冒。

检查：脉弱，贫血貌。

诊断：过劳，气虚感冒。

治疗：补益气血。

方药：玉屏风汤合人参养荣汤加减。

黄芪30g，防风10g，白术10g，党参30g，茯苓10g，炙甘草10g，陈皮10g，远志6g，五味子10g，熟地15g，白芍20g，肉桂6g，生姜3片，大枣5枚，当归10g，葛根15g，砂仁10g。

服法：3剂，水煎服，每日1剂，每剂2煎，混匀，早晚饭后口服。

二诊，2006年1月5日。

主诉：一诊体征无变化。

检查：脉弱，贫血貌。

诊断：过劳，气虚感冒。

治疗：补益气血。

方药：玉屏风汤合人参养荣汤加减。

黄芪30g，防风10g，白术10g，党参30g，茯苓10g，炙甘草10g，白术10g，陈皮10g，远志6g，五味子10g，熟地15g，白芍20g，肉桂6g，生姜3片，大枣5枚，当归10g，葛根15g，砂仁10g，阿胶（烊）10g。

服法：3剂，水煎服，每日1剂，每剂2煎，混匀，早晚饭后口服。

【按】患者服六剂药后，精神增强，面泽，症状消除。需停药一段后观察。

3. 常X，男，30岁，2008年12月25日初诊。

主诉：乏力、头晕、鼻塞5天。

检查：舌微红，苔白，脉缓。

诊断：气虚感冒。

治则：扶正祛邪。

方药：辛夷散合玉屏风汤加减。

黄芪30g，白术10g，防风10g，紫草10g，葛根15g，辛夷15g，菊花20g，泽泻10g，姜黄10g，砂仁10g，枳实10g，牛膝15g。

服法：3剂，水煎服，每日1剂。

4. 荣X，男，30岁，2005年5月5日初诊。

主诉：易汗、乏力，10余天。

检查：舌润淡，苔薄白，脉浮紧。

诊断：气虚外感。

治疗：玉屏风汤合小柴胡汤化裁。

方药：黄芪30g，防风10g，白术10g，金银花10g，菊花 20g，生地 15g，葛根 15g，柴胡 10g，黄芩 10g，麦芽 20g。

服法：2 剂，水煎服，每日 1 剂，每剂 2 煎，混匀，早晚饭后口服。

【按】本病属卫气虚弱、卫外不固致外邪入侵所致，以发热无汗、头痛身酸、恶寒重，甚则咳嗽咳白痰、气短懒言、反复感冒、舌淡苔白、脉浮无力为主症，临床以参苏饮为主方，我们常以玉屏风散、人参养荣汤等补益剂予之，临证施以解表之药，收效良多。

第 30 章

太阴证

闫 X，男，31 岁，2005 年 5 月 20 日初诊。

主诉：脐周痛，肠鸣，腹泻 3~4 次 / 日，发热 3 天，曾因伤寒输液，吃西药，药名不详，效不佳。

检查：舌腻，脉濡。

诊断：食滞中焦，脾胃不和。

治则：和解中焦。

方药：半夏厚朴汤加减。

全菊花 30g，川楝子 15g，郁金 12g，麦芽 15g，砂仁 10g，虎杖 30g，延胡索 12g，厚朴 10g，半夏 10g，黄连 10g，生姜、大枣为引。

服法：2 剂，水煎服，每日 1 剂，每剂 2 煎，混匀，早晚饭后口服。

二诊，2005年5月22日。

主诉：腹泻，肠鸣，发热著减。

检查：舌腻已除，苔适中清利，脉濡。

诊断：食滞中焦，脾胃不和。

治则：和解中焦。

方药：半夏厚朴汤加减。

全菊花30g，川楝子15g，郁金12g，麦芽15g，砂仁10g，虎杖30g，延胡索12g，厚朴10g，半夏10g，黄连10g，防风10g，石斛15g，生姜、大枣为引。

服法：2剂，水煎服，每日1剂，每剂2煎，混匀，早晚饭后口服。

三诊，2005年5月27日。

主诉：临床症状愈，唯体力差。

检查：舌淡苔薄，脉浮无力。

诊断：病后体虚。

治则：补益气血。

方药：人参养荣汤加减。

党参30g，白术10g，当归10g，白芍20g，远志6g，葛根15g，枳实10g，五味子10g，陈皮10g，炙甘草10g，茯苓10g，生姜3片，大枣5枚。

服法：3剂，水煎服，每日1剂，每剂2煎，混匀，早晚饭后口服。

四诊，2005年6月1日。

主诉：病后体衰，乏力。

检查：脉无力，舌淡。

诊断：气血亏虚。

治则：补益气血。

方药：党参30g，肉桂6g，黄芪30g，熟地15g，白术10g，当归10g，白芍20g，远志6g，葛根15g，菊花30g，太子参30g，五味子10g，陈皮10g，炙甘草10g，茯苓10g，生姜3片，大枣5枚。

服法：3剂，水煎服，每日1剂，每剂2煎，混匀，早晚饭后口服。

服药后，患者痊愈。

【按】《伤寒论》云，太阴腹满自利，尺寸沉而津不到咽。太阴受病当四五日发，因其脉布胃中终于咽嗌，故腹满或痛而嗌喉干燥，或自利，为传经腑热或自利不渴、手足冷者，为直中阴证。阳经表证未尽宜汗，半表半里胸中多痰宜吐，传经里热宜下，直中阴经宜温，调脾胜邪正在此关。所以，据此理论感寒后之太阴证应以和解脾胃为主，四七汤、六君子汤之类加减可矣。

第 31 章

少阳证

1. 王 X，男，78 岁，2008 年 4 月 1 日初诊。

主诉：发热，寒热往来 3 天。

检查：舌白腻，脉浮，关弦。

诊断：外感，半表半里证。

治则：和解枢纽。

方药：小柴胡汤加味。

柴胡 10g，半夏 10g，太子参 20g，甘草 10g，黄芩 10g，姜黄 10g，酸枣仁 5g，枳实 10g，苍术 10g，独活 10g，桂枝 10g，黄芪 30g，砂仁 10g，生姜、大枣为引。

服法：水煎服，2 剂，每日 1 剂，每剂 3 煎，混匀，早晚饭后口服。

服药后，患者痊愈。

2. 侯X，女，18岁，2007年6月19日初诊。

主诉：耳鸣2周，伴头晕。

检查：唇、舌红，左关脉弦。

诊断：感冒，少阳证。

治则：和解少阳，清利肝胆。

方药：龙胆泻肝汤加减。

龙胆草10g，栀子10g，黄芩10g，柴胡10g，生地15g，车前子（包）15g，泽泻10g，木通6g，甘草10g，当归10g，防风30g，菊花30g。

服法：3剂，水煎服，每日1剂，每剂2煎，混匀，早晚饭后口服。

服药后，患者痊愈。

【按】《伤寒论》认为，少阳受病，当三、四日发。以其脉循胁终于耳，故风热上扰不利则耳聋胁痛、寒热往来、不食、呕而口苦口干、目眩。若不呕吐而能食者为三阴不受邪也。若身无大热燥闷者，阳去入阴无疑矣。似疟，妇人血结，皆此经所主。脉弦，苔白。邪在少阳，为半表半里之枢，正气抗邪，拮抗方甚，邪被鼓向表则阵寒，正气被伤而邪向里则阵热，热已汗出，寒又复来，故曰寒热往来。以小柴胡汤、龙胆泻肝汤为模板随证可调之矣！

第 32 章

血瘀头痛

侯X，女，30岁，2005年1月6日初诊。

主诉：今日检查肥达试验为（－），曾以副伤寒输液2日，现头痛、纳呆3天。

检查：舌赤，苔腻，脉涩。

诊断：血瘀头痛，中焦不化。

治疗：活血止痛，消导。

方药：土三方加味。

牛膝15g，连翘15g，独活10g，枳壳10g，山楂30g，桃仁10g，泽兰10g，赤芍10g，姜黄10g，蒲黄（包）10g，鸡内金15g，砂仁10g，菊花30g。

服法：2剂，水煎服，每日1剂，每剂2煎，混匀，早晚饭后口服。

二诊，2005年1月11日。

主诉：头痛愈，进食较增。

检查：脉溢，苔腻。

诊断：中焦痞满。

治则：消导和胃。

方药：越鞠汤加味。

川芎10g，苍术15g，香附10g，栀子10g，神曲15g，牛膝15g。

服法：2剂，水煎服，每日1剂，每剂2煎，混匀，早晚饭后口服。

三诊，2005年1月15日。

主诉：纳差。

检查：苔微黄，舌红。

诊断：中脘结滞。

治疗：和解中焦。

方药：保和汤加味。

神曲15g，山楂15g，茯苓10g，半夏10g，陈皮10g，连翘15g，莱菔子15g，砂仁10g。

服法：2剂，水煎服，每日1剂，每剂2煎，混匀，早晚饭后口服。

服药后，患者痊愈。

【按】伤寒后期，除痛连项背、鼻塞等症状外，常会出现气滞血瘀证，表现为头疼并且有压迫感或刺痛、舌下瘀、脉涩等症状，需要活血化瘀，给予土三方治疗头疼，疗效很好，主要药物有怀牛膝、生山楂、桃仁、泽兰等，而本例后期又出现脾胃不和的表现，加以消导、和解剂，以越鞠丸、保和汤而将伤寒病症彻底治愈。

第 33 章

脾虚咳嗽

郝 X，男，5 岁，2007 年 1 月 23 日初诊。

主诉：晨咳已经 1 月余，咽充血。

检查：舌暗，苔微腻，脉右关弦。

诊断：脾运不佳，母病及子，脾虚咳嗽。

治则：健脾益肺。

方药：

（1）川贝母 6g，紫苏叶 10g，茯苓 10g，百部 10g，乌梅 10g，沙参 15g，款冬花 12g，桔梗 10g，酸枣仁 10g。

服法：3 剂，水煎服，每日 1 剂，每剂 2 煎，混匀，早晚饭后口服。

（2）复方鲜竹沥水 10ml × 10 支 ×2 盒，1 支 / 次，3 次 / 日，饭后口服。

服药后，患者痊愈。

【按】五脏六腑皆令人咳，肺为钟，撞则鸣，脾虚则能“母病及子”影响到肺，脾虚不能生肺金，故出现咳嗽。此症以小儿居多，小儿多为纯阳之体，生机勃勃不耐寒热，故以健脾为主，多投入党参、白术、乌梅等健脾之药，对证给予川贝母、桔梗、百部、白前、陈皮等止咳化痰之药，疗效确切。

第 34 章

痰热咳嗽

朱 X，女，45 岁，2010 年 1 月 21 日初诊。

主诉：感冒咳嗽，咳黄痰 3 天。

检查：舌红，苔黄，脉弦。

诊断：肺热咳嗽。

治则：清肺止咳。

方药：麻杏石甘汤合桔前苏子汤化裁。

麻黄 10g，杏仁 10g，石膏（先煎半小时）30g，甘草 10g，桔梗 10g，前胡 10g，紫苏子 10g，赤芍 10g，桑叶 10g，竹茹 15g，陈皮 10g，杏仁 10g，甘草 10g，百部 10g。

服法：2 剂，水煎服，每日 1 剂，每剂 2 煎，混匀，早晚饭后口服。

服药后，患者痊愈。

【按】此症纯为实证。痰既是病理产物，又是致病之源，痰郁于肺，郁而生热，影响到肺的宣发肃降，故治疗本病应以清热利痰为主，以清金化痰汤、麻杏石甘汤为主方，适当加入石膏、黄芩、栀子、桔梗等药，收效显著。